高等院校医学实验系列教材

医学免疫学实验指导

主　　编　商正玲

副 主 编　赵久刚

编　　者　（按姓氏笔画排序）

王念雪　龙世棋　李志强　杨留启　吴介恒

张儒雅　周静瑶　单　阁　赵久刚　商正玲

科学出版社

北　京

内 容 简 介

　　《医学免疫学实验指导》是医学免疫学和免疫学技术等课程的实验课指导用书。本书按照实验的系统性，从实验原理、材料、方法、结果、及注意事项等方面进行阐述。全书共收集了 18 个免疫学相关试验，其中抗原抗体的制备、凝集反应、沉淀反应、补体参与的试验及酶联免疫吸附试验，是主要阐述多克隆抗体的制备及抗原抗体反应检测的经典实验；抗体形成细胞的检测、吞噬细胞的吞噬作用、免疫细胞分离技术及淋巴细胞转化试验，主要阐述免疫细胞功能的检测；T 细胞功能的体内测定法和豚鼠过敏试验主要阐述体内评估免疫功能检测的技术等。

　　本书适用于基础医学、临床医学、预防医学、药学以及护理学等专业的本科生，也适用于从事免疫学及相关研究的研究生、实验技术人员。本书实验后附有思考题，要求学生填写实验原始记录单及课后撰写实验报告，以培养同学们严谨的科学态度和归纳总结的能力。

图书在版编目（CIP）数据

医学免疫学实验指导/商正玲主编.—北京：科学出版社，2023.1
高等院校医学实验系列教材
ISBN 978-7-03-074392-3

Ⅰ.①医…　Ⅱ.①商…　Ⅲ.①医学–免疫学–实验–医学院校–教材
Ⅳ.① R392-33

中国版本图书馆 CIP 数据核字（2022）第 252908 号

责任编辑：李　植/责任校对：宁辉彩
责任印制：赵　博/封面设计：陈　敬

科 学 出 版 社 出版
北京东黄城根北街 16 号
邮政编码：100717
http://www.sciencep.com

保定市中画美凯印刷有限公司印刷
科学出版社发行　各地新华书店经销
＊

2023 年 1 月第　一　版　开本：787×1092　1/16
2025 年 2 月第四次印刷　印张：7
字数：160 000

定价：35.00 元
（如有印装质量问题，我社负责调换）

目　录

实验一　抗原抗体的制备 ··· 1
　　一、抗原的制备 ·· 1
　　二、抗体的制备 ·· 3
　　　　思考题 ··· 7
实验二　凝集反应 ·· 8
　　一、试管凝集反应 ·· 8
　　二、玻片凝集反应——ABO血型鉴定 ··································· 9
　　三、乳胶凝集试验 ··· 10
　　四、金黄色葡萄球菌协同凝集试验 ···································· 10
　　　　思考题 ·· 11
实验三　沉淀反应 ··· 12
　　一、环状沉淀试验 ··· 12
　　二、琼脂扩散试验 ··· 13
　　三、对流免疫电泳 ··· 15
　　四、火箭免疫电泳 ··· 16
　　五、免疫电泳 ·· 17
　　　　思考题 ·· 19
实验四　补体参与的试验 ··· 20
　　一、溶血素效价的测定 ··· 20
　　二、总补体溶血活性测定（CH$_{50}$测定） ························· 21
　　三、补体结合试验 ··· 22
　　四、补体介导的微量淋巴细胞毒试验 ·································· 25
　　　　思考题 ·· 26
实验五　酶联免疫吸附试验 ··· 27
　　一、ELISA间接法 ··· 27
　　二、ELISA双抗体夹心法 ··· 28
　　三、斑点-ELISA（dot-ELISA） ····································· 29
　　四、酶标记抗生物素蛋白-生物素系统ELISA ·························· 29
　　　　思考题 ·· 30
实验六　抗体形成细胞的检测 ··· 31
　　一、琼脂溶血空斑技术 ··· 31
　　二、免疫玫瑰花试验法 ··· 33

三、定量溶血试验 ··· 34

思考题 ··· 34

实验七　吞噬细胞的吞噬作用 ·· **35**

一、巨噬细胞的吞噬作用（体外法） ·· 35

二、中性粒细胞的吞噬作用（体内法） ···································· 36

三、硝基蓝四氮唑还原试验 ·· 37

思考题 ··· 38

实验八　溶菌酶的溶菌作用 ··· **39**

思考题 ··· 40

实验九　免疫细胞分离技术 ··· **41**

一、外周血单个核细胞分离 ·· 41

二、T、B细胞的分离纯化 ··· 42

三、吞噬细胞的分离 ·· 45

思考题 ··· 45

实验十　淋巴细胞的检测 ·· **46**

一、免疫酶染法（APAAP法） ··· 46

二、T细胞亚群免疫组化（SAP法） ·· 47

思考题 ··· 49

实验十一　T、B细胞膜受体的检测 ······································ **50**

一、T细胞E受体的检测——E花环试验 ·································· 50

二、B细胞FcγR的检测——Ea花环 ··· 51

三、C3bR检测EAC花结 ··· 52

四、B细胞SmIgM的检测 ··· 52

思考题 ··· 53

实验十二　淋巴细胞转化试验 ··· **54**

一、形态学方法 ·· 54

二、^{3}H-TdR掺入法 ·· 55

思考题 ··· 56

实验十三　T细胞功能的体内测定法 ····································· **57**

一、结核菌素试验 ··· 57

二、PHA皮肤试验 ··· 58

三、接触性超敏反应 ·· 58

思考题 ··· 59

实验十四　豚鼠过敏试验 ·· **60**

思考题 ··· 60

实验十五　细胞因子的检测·· **61**

一、ELISA直接法 ··· 61

二、双抗体夹心法 ··· 61

思考题 ··· 61

实验十六　人外周血CTL的细胞毒试验——形态学检查法 ················· **62**

思考题 ··· 63

实验十七　抗体依赖细胞介导的细胞毒作用 ······························ **64**

思考题 ··· 65

实验十八　人血清IgG的提取及鉴定 ···································· **66**

一、离子交换层析法提取人血清IgG ······································ 66

二、血清IgG整定 ·· 67

思考题 ··· 69

附录··· **70**

一、溶液的配制 ··· 70

二、RPMI-1640培养液的配制 ·· 72

三、染色液的配制 ··· 72

四、常见蛋白质和部分溶液的光吸收值 ···································· 73

五、Ig重量单位和国际单位的换算 ·· 74

实验记录·· **75**

实验一　抗原抗体的制备

　　能刺激机体免疫系统使之发生特异性免疫应答，并能与相应的免疫应答产物抗体和致敏淋巴细胞在体内外发生特异性结合的物质称为抗原（antigen，Ag）。完全抗原（如大多数蛋白质、细菌、病毒等）具有免疫原性和抗原性；半抗原（不完全抗原）单独存在，只具有抗原性，而不具有免疫原性。大多数多糖、脂类和某些药物等属于半抗原。

　　在一定量抗原的刺激下，机体能产生特异性免疫球蛋白（immunoglobulin，Ig），即特异性抗体。抗体是免疫学实验中常用的材料，已知的诊断血清（抗体）常用于对抗原进行分析鉴定和定量检测。目前人工制备的抗体有多克隆抗体、单克隆抗体（单抗）和基因工程抗体。

一、抗原的制备

　　大多数蛋白质、细菌和病毒等病原微生物属于完全抗原。按物理性状不同又分为颗粒性抗原和可溶性抗原。

（一）细菌性抗原的制备（以伤寒杆菌H抗原和O抗原的制备为例）

【原理】

　　伤寒杆菌H901菌株纯培养物经0.4%甲醛生理盐水于37℃水浴处理一定时间，可保留其鞭毛蛋白；若加热或用乙醇处理，则可破坏鞭毛蛋白抗原，但其菌体（O）抗原脂多糖性质不受影响。

【材料】

1. 菌株　伤寒杆菌H901菌株。

2. 培养基　普通琼脂（克氏瓶）培养基、普通琼脂平板、普通琼脂斜面培养基、肉汤培养基。

3. 无菌生理盐水、0.4%甲醛生理盐水、无水乙醇。

4. 37℃水浴箱、恒温培养箱。

5. 无菌三角瓶、试管、刻度吸管、接种环、酒精灯等。

6. 布朗标准比浊管。

【方法】

　　1. 接种经鉴定的伤寒杆菌H901菌株至普通琼脂平板内，37℃培养16～24h，挑取单个菌落转种至普通琼脂斜面培养基，37℃培养18～24h。

　　2. 加5ml无菌肉汤培养基至接种有细菌的普通琼脂斜面培养基上，静置5～10min，搓动试管，制成细菌悬液。

3. 将细菌悬液接种于克氏瓶培养基内，尽量铺平于培养基表面，37℃培养16～24h。

4. 用适量无菌0.4%甲醛生理盐水冲洗刮取菌苔，移入无菌三角瓶内，置37℃水浴24h。

5. 取少许经0.4%甲醛生理盐水处理的菌液接种于肉汤培养基作无菌试验，无菌生长者用无菌生理盐水稀释至6亿～9亿菌/ml（用布朗标准比浊管测定），即获得伤寒杆菌H抗原，4℃保存备用。

6. 用适量生理盐水冲洗刮下克氏瓶培养物，移入无菌三角瓶，加等体积的无水乙醇于其中，置37℃恒温培养箱过夜。取少许接种肉汤培养基作无菌试验。无菌生长者即伤寒杆菌O抗原菌液。4℃保存，临用前，用生理盐水将其稀释至9亿菌/ml。

【注意事项】

本实验每个步骤都必须严格执行无菌操作，防止造成实验人员感染或引起实验室污染。

（二）红细胞抗原的制备（以绵羊红细胞悬液的制备为例）

【原理】

绵羊红细胞（SRBC）对家兔、小鼠等动物属于异种抗原。采集绵羊静脉血，抗凝，洗涤3次，除去血浆、白细胞和血小板等，即可获得红细胞。用生理盐水稀释，制成一定浓度的SRBC悬液。

【材料】

1. 健康绵羊。

2. 采血器材，如无菌注射器、兽用针头、剪刀、止血带、酒精灯、无菌棉球、2.5%碘酒、酒精等。

3. 无菌三角瓶（内盛阿氏液）、无菌离心管和吸管、橡胶吸头、红细胞计数器等。

4. 无菌生理盐水、水平离心机。

【方法】

1. 用绳子交叉捆住绵羊四肢，使其侧卧于地，剪去颈部部分毛，用止血带扎住颈部，确定颈内静脉。

2. 用2.5%碘酒和酒精消毒绵羊皮肤及采血者手指，持无菌注射器与颈内静脉呈30°角，从头部向躯干方向进针，缓慢抽动针芯，观察是否进入颈内静脉。

3. 一旦抽出血液，即固定注射器，抽取30～50ml血液，迅速注入含阿氏液的无菌三角瓶内，立即混匀，4℃保存，备用。

4. 取适量脱纤维羊血于离心管内，2000r/min 5min，吸弃上清液及红细胞沉积物表面的白膜，加适量无菌生理盐水，毛细吸管吹吹几次以混匀，再离心弃上清，重复3次。

5. 最后一次离心2000r/min 10min，根据血细胞比容，用无菌生理盐水配成10%

SRBC悬液。

6. 取少许10%SRBC悬液再稀释200倍，用红细胞计数板计数后，配成$2.0×10^8$个细胞/ml。

（三）可溶性抗原的制备（以人血清抗原制备为例）

【原理】

人血清中含有多种蛋白质，根据电泳迁移率的不同，至少含有白蛋白及α_1、α_2、β、γ球蛋白等成分。将多个个体的血清混合，则其所含的蛋白质更为复杂。人血清可作为可溶性抗原免疫家兔，制备兔抗人全血清抗体。

【材料】

1. 志愿者血清。至少10人份血清混合，原则上份数越多越好。

2. 药用天平、离心机、37℃恒温培养箱。

3. 无菌毛细吸管、无菌三角瓶、橡胶吸头、塑料小管等。

【方法】

1. 采集的志愿者血液分别在室温中凝固后，置于37℃恒温培养箱30min，待血清析出。

2. 将有凝固血的试管称重平衡，离心2000r/min 10min。用无菌毛细吸管吸出血清，集中于无菌三角瓶中，轻摇混匀。

3. 将混合血清适量分装于无菌塑料小管内，–20℃冻存备用。

【注意事项】

上述各步骤均应无菌操作，以免人血清被污染。

二、抗体的制备

（一）多克隆抗体的制备

将上述制备的抗原经不同途径注入免疫动物体内，其体内的B细胞能分化成浆细胞，产生特异性抗体。由于抗原分子具有多种抗原决定簇，每一种抗原决定簇可激活具有相应抗原识别受体的B细胞产生与之相应的抗体。因此，天然抗原诱导动物产生的抗体是针对多种抗原决定簇的抗体混合物，称为多克隆抗体（polyclonal antibody）。

Ⅰ.伤寒诊断血清的制备

【原理】

将制备好的伤寒杆菌H抗原和O抗原分别免疫健康家兔，多次注射后，家兔体内发生再次免疫应答，可产生高效价的抗H抗体和抗O抗体，这些抗体主要存在于免疫兔血清中。

【材料】

1. 健康家兔（体重为2~2.5kg）。

2. 伤寒杆菌H抗原和O抗原（临用前用无菌生理盐水洗涤3次，再用生理盐水将伤寒杆菌稀释成9亿个/ml）。

3. 无菌注射器、5号针头、2.5%碘酒、酒精、无菌棉签、酒精灯、三角瓶、试管、水平离心机、37℃恒温培养箱等。

4. 无菌生理盐水、硫柳汞。

【方法】

1. 将家兔分为2组，做好标记。免疫前分别从家兔耳缘静脉抽血，分离血清。将血清作系列倍比稀释后与伤寒杆菌H抗原和O抗原分别作试管凝集反应（见实验二"凝集反应"），检测家兔血清内是否含有抗伤寒杆菌H抗原和O抗原的天然抗体，选用不含天然抗体的家兔进行免疫。

2. 兔耳缘背部经酒精消毒后，从耳缘静脉进行免疫注射，分H抗原和O抗原两组，如表1-1所示。

表1-1 伤寒诊断血清制备的免疫流程

免疫日程（天数）	1	2	3	4	5	6
注射量（ml）	0.1	0.2	0.5	1.0	2.0	2.0

3. 末次注射后7~10天试血。从耳缘静脉抽血1~2ml，分离血清，与相应抗原作试管凝集反应（见实验二"凝集反应"）。若凝集效价达1∶1280以上，即可放血。若效价偏低，再用相应抗原3ml加强注射1~2次，可使特异性抗体效价明显升高。

4. 收集抗血清。将试血合格的免疫家兔经心脏采血，收集血液于干燥三角瓶内，斜置于室温待其凝血，并置于37℃恒温培养箱中30min，使血清析出。收集血清于离心管中，2000r/min 10min，收集血清。

5. 将收集的血清混匀后，再测定效价，作适量分装，做好标记，-20℃冻存备用；也可加入硫柳汞（终浓度为0.01%）防腐备用。

【注意事项】

从耳缘静脉抽血前，最好先用二甲苯涂擦耳缘背部，使其充血便于进针。助手必须捏住兔耳根直至抽血完毕。

Ⅱ. 溶血素的制备

【原理】

用绵羊红细胞（SRBC）悬液免疫家兔，家兔可针对SRBC产生特异性的体液免疫应答，合成和分泌大量抗SRBC抗体，抗SRBC抗体主要存在于被免疫家兔的血清中。在试管内抗SRBC抗体与SRBC可发生结合，加入补体后，在一定条件下，会导致SRBC的溶解，故抗SRBC抗体又称为溶血素。

【材料】

1. 健康家兔（体重2～2.5kg）。

2. 抗原：SRBC悬液（2.0×10^8个红细胞/ml）。

3. 其余材料同伤寒杆菌多克隆抗体的制备。

4. 叠氮化钠（NaN_3）。

【方法】

1. 如表1-2所示程序从兔耳缘静脉进行免疫注射。

表1-2　溶血素制备的免疫流程

免疫日程（天数）	1	2	3	4	5
注射量（ml）	0.1	0.2	0.5	1.0	2.0

2. 末次免疫后第7～10天试血。方法详见实验四，溶血效价达1∶2000以上时，即可采血，分离血清。

3. 适量分装，做好标记，−20℃下冻存，亦可加叠氮化钠至终浓度为0.01%，于4℃中保存备用。

Ⅲ. 兔抗人血清的制备

【原理】

以人血清免疫家兔，可获得兔抗人血清抗体。为使人血清能诱导家兔产生高效价特异性抗体，需添加佐剂。本试验采用弗氏完全佐剂，可使抗原在体内缓慢释放，延长抗原在体内的停留时间，以获得较佳的免疫效果。

【材料】

1. 健康家兔（体重2～2.5kg）。

2. 混合人血清、灭活卡介苗，青霉素、链霉素。

3. 弗氏完全佐剂：称取羊毛脂12g，加液体石蜡20ml，高压蒸汽灭菌后即成为弗氏不完全佐剂。在弗氏不完全佐剂内加入一定量的灭活卡介苗，成为弗氏完全佐剂。

4. 无菌乳钵、滴管、注射器、9号针头、2.5%碘酒、酒精、无菌棉签等。

【方法】

1. 在混合人血清中加入灭活卡介苗及青霉素、链霉素，混匀，此为水相（卡介苗按10mg/ml加入，青霉素、链霉素分别按250U/ml和250μg/ml加入）。

2. 取与水相等体积的弗氏不完全佐剂置于无菌乳钵中，逐滴加入上述水相成分，朝一个方向研磨，每加1滴，都要研磨均匀后再加第2滴，直到乳钵内形成油包水的白色乳剂；将乳剂滴加于水中完全不散开时为合格。

3. 用不带针头的注射器吸取乳剂抗原，接上针头后、尽量排除空气，用无菌大试管套住注射器，于4℃中保存。

4. 如表1-3所示免疫程序进行免疫注射。

表1-3　兔抗人血清制备的免疫流程

免疫日程（天数）	1	7	14	21	28
抗原剂量（ml）	0.5	0.5	1.2	1.2	—
免疫途径	后肢足趾	腘窝淋巴结	背中皮下6点	背中皮下6点	试血

5. 末次注射后7～10天试血。用免疫兔耳缘静脉血清为抗体，用生理盐水作不同倍数稀释；用12倍稀释的混合人血清为抗原。按照沉淀反应要求，作琼脂双向扩散试验，方法详见实验三，以测定抗体效价。效价达1：32以上，即可心脏采血，分离并收获抗血清。

6. 做好标记，适量分装，−20℃下冻存。

（二）单克隆抗体制备

【原理】

借助物理或化学手段，将2个或2个以上不同特性的细胞融合在一起，组成一个异型核（heterokaryotic）细胞，形成的细胞称为杂交细胞。如果2个细胞中有一个为瘤细胞，则融合的细胞称为杂交瘤细胞。杂交瘤细胞具有两亲本细胞的基因，并可表达亲本细胞特性。

由免疫B细胞和骨髓瘤细胞融合形成的杂交瘤细胞株可产生单一特异性、纯度高的抗体。该融合细胞是经过反复克隆而挑选出来的，由该克隆细胞产生的抗体称为单克隆抗体（monoclonal antibody，McAb）。一种McAb在分子结构、氨基酸序列以及特异性等方面都是一致的。

利用杂交瘤技术制备McAb的基本原理：①淋巴细胞产生抗体的克隆选择学说，即一个淋巴细胞克隆只产生一种抗体；②细胞融合技术所产生的杂交瘤细胞可以保持亲代细胞双方的特性；③利用代谢缺陷补救机制筛选出杂交瘤细胞，并进行克隆化，然后大量培养增殖，制备所需的McAb。

【材料】

1. 实验动物　6～8周龄健康Balb/c鼠。

2. 杂交瘤细胞　SP2/0骨髓瘤细胞。

3. 主要器材　超净工作台、CO_2恒温培养箱、倒置显微镜、离心机、细胞培养瓶、细胞培养板（96孔、24孔）、刻度吸管、眼科剪、眼科镊、无菌平皿、血细胞计数板、200目网筛、烧杯。

4. 主要试剂　DMEM培养液、无菌小牛血清、HAT选择培养基、青霉素、链霉素、50%无菌PEG4000、L-谷氨酰胺溶液等。

【方法】

细胞融合技术制备McAb的主要流程见图1-1。

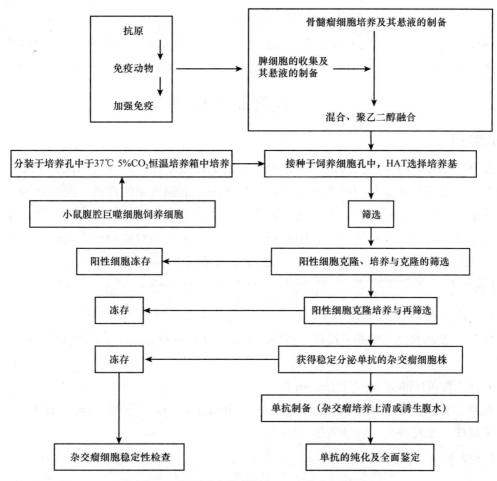

图1-1 细胞融合技术制备McAb的主要流程

思 考 题

1. 为什么制备H抗原的伤寒杆菌悬液要用0.4%甲醛生理盐水处理?

2. 制备SRBC悬液过程中，为何离心后要吸弃红细胞沉积物表面的白膜?

3. 为什么要采用多份人血清混合来制备人血清抗原?

4. 多克隆抗体和单克隆抗体有何区别?

实验二　凝集反应

颗粒性抗原（如红细胞和细菌等的悬液）与相应的抗体结合，在适当浓度电解质存在的条件（体外）下，能出现肉眼可见的凝集现象，称为凝集反应（agglutination reaction）。

一、试管凝集反应

【原理】

按等倍稀释法将待测血清或标准诊断血清用生理盐水在一列或几列试管中稀释成不同的浓度，分别加入定量的已知抗原或待测的细菌或细胞抗原的悬液，混匀后置于一定温度下水浴。经一定时间后，若可观察到凝集现象，说明待测血清中有与已知抗原相应的抗体存在，或说明待检的细菌或细胞有与标准诊断血清相对应的抗原成分，根据凝集效价可判断待测血清的抗体水平，以帮助临床诊断某些传染病或鉴定菌种等。

【材料】

1. 生理盐水（0.85% NaCl）。

2. 伤寒诊断血清（含抗H抗体、抗O抗体的伤寒杆菌抗血清），用生理盐水作1∶10稀释。

3. 伤寒杆菌H和O菌液（9亿菌/ml）。

4. 清洁试管（15mm×100mm，15mm×150mm），刻度吸管（5ml、1ml）、试管架、洗耳球、橡胶吸头、记号笔等。

【方法】

1. 于试管架上列两排试管（15mm×100mm），每排7支，于第一管标明H或O字样。

2. 持5ml刻度吸管，用洗耳球吸取生理盐水，在每管内加0.5ml。

3. 持1ml刻度吸管，取1∶10伤寒诊断血清0.5ml，加入每排的第一管内，吹吸3次后混匀取0.5ml，加入每排的第二管内，依此类推，直到第6管；待混匀后，从第6管吸出0.5ml弃去；第7管不加诊断血清，为对照管。

4. 用2支5ml刻度吸管分别吸取H和O菌液，从对照管开始，每管加抗原0.5ml，第一排加H菌液，第二排加O菌液。

5. 充分摇匀。置于52℃中水浴4h；取出后，置于室温过夜，次日读取凝集效价。

【结果】

观察试验各管出现的程度不等的凝集现象：液体澄清，细菌全部凝集，沉于管底形成大片凝集物，记录"++++"；液体基本澄清，细菌大部分凝集，管底的凝集物稍小，记录"+++"；液体半澄清，稍显浑浊，但仍可见到明显凝集块，记录"++"；液体浑浊，无凝集块，轻摇试管，有细菌呈线状浮起的，记录"–"。

【注意事项】

1. 观察结果时，应先看生理盐水对照管，见到管底有沉积细菌、边缘整齐、轻摇则分散为浑浊的悬液。

2. 注意分辨两种凝集现象　H菌液的凝集物呈疏松棉絮状，轻摇即浮起；O菌液凝集物呈紧密颗粒状，不易摇起；一旦摇起，则呈细块分散。

3. 前带现象　抗体浓度过高，与抗原量比例不合适时，无凝集物形成，此为前带现象。注意是否有此现象发生。

二、玻片凝集反应——ABO血型鉴定

【原理】

抗血清（已知）与颗粒性抗原（未知）置于清洁玻片上，有电解质存在时，若二者相对应，则会发生凝集，在澄清的液体中出现明显的凝集块，即直接凝集反应。本法为定性试验，简便快速，常应用于菌种鉴定、细菌抗原分析及人红细胞ABO血型的鉴定等。

【材料】

1. 抗A血清、抗B血清。

2. 试管（15mm×100mm）、清洁载玻片、毛细吸管、蜡笔。

3. 采血针、酒精棉球、干棉球、牙签等。

4. 生理盐水。

【方法】

1. 取载玻片1张，分成2格，分别加1滴抗A血清或抗B血清，并用蜡笔标明记号。

2. 于小试管中分装生理盐水约0.5ml。

3. 用酒精棉球涂抹耳垂或手指尖皮肤进行消毒后，用采血针采血。采1～2滴血加入盛有生理盐水的小试管中混匀，此即待测的抗原。

4. 用毛细吸管吸取待测的抗原各一滴于抗A、抗B血清内，分别用牙签研磨均匀。

5. 置于室温10min内观察结果。

【结果】

ABO血型检测红细胞凝集，用（＋）表示；红细胞仍呈混悬状态者用（－）表示。如表2-1所示可判断被检测的血型。

表2-1　ABO血型的鉴定

血型	抗A血清	抗B血清
A	+	-
B	-	+
AB	+	+
O	-	-

【注意事项】

1. 用牙签研磨均匀时，需防止将抗A血清带到抗B血清中，反之亦然。

2. 如果凝集现象不太明显时，可用显微镜低倍镜观察。

三、乳胶凝集试验

【原理】

乳胶凝集试验是一种间接凝集试验。将可溶性抗原吸附于载体乳胶上，然后与相应抗体混合，即可发生乳胶凝集现象。亦可用红细胞作为载体，做间接血凝试验（检测抗体）或反向间接血凝试验（检测抗原）。本试验介绍类风湿因子乳胶凝集试验（玻片法）。

类风湿因子（rheumatoid factor，RF）是类风湿关节炎患者产生的、以IgM为主的抗自身IgG的抗体。用乳胶颗粒吸附此种IgG，与患者血清作凝集试验，若出现凝集者为阳性，有助于类风湿关节炎的临床诊断。

【材料】

1. 类风湿乳胶诊断试剂（即用人变性IgG致敏的聚苯乙烯乳胶颗粒）。

2. 类风湿因子阳性血清、阴性血清。

3. 待检血清。

4. 毛细滴管、载玻片、蜡笔等。

【方法】

1. 用蜡笔将载玻片划分为三格，划线的面朝上。

2. 用毛细滴管先将阴性血清、阳性血清和待检血清分别加2滴于1～3格中。

3. 加致敏乳胶于每格各1滴，连续转动玻片2～3min，观察结果。

【结果】

将玻片置于黑色的背景上，肉眼观察待检血清、阳性血清及阴性血清对照是否出现凝集。若阳性血清凝集，阴性血清不凝集，则可根据待检血清是否凝集，判断试验结果。

【注意事项】

1. 试验每格中所加液滴大小应均匀一致，方可比较。

2. 本玻片法可用作定性测定。若先在试管中将待检血清倍比稀释，然后分别加在玻片上做试验，也可用作半定量测定。

四、金黄色葡萄球菌协同凝集试验

【原理】

金黄色葡萄球菌CowenI株细胞壁上有葡萄球菌A蛋白（staphylococcal A protein，SPA）。SPA能与人类或某些动物的IgG的重链Fc段结合。若将已知的IgG类抗体吸附于葡萄球菌上，则可与相应抗原结合，发生葡萄球菌协同凝集现象，此称为协同凝集反应。

这是一种特异性强与灵敏度高的反应，常适用于检测未知抗原，亦可用于病毒、细菌和钩体的分型。也可利用SPA吸附IgG的特性来纯化抗体。

【材料】

1. 金黄色葡萄球菌CowenI株18～24h的培养液。

2. 兔抗A群脑膜炎双球菌诊断血清（56℃ 30min灭活）。

3. 流行性脑膜炎患者脑脊液。

4. pH7.2 0.2%甲醛缓冲盐水、生理盐水。

5. 刻度吸管、毛细吸管、牙签、玻片、蜡笔等。

【方法】

1. 致敏菌液的制备

（1）将金黄色葡萄球菌培养液经80℃ 10min灭活，离心3000r/min 10min，弃上清。

（2）用pH7.2 0.2%甲醛缓冲盐水将细菌稀释成10%悬液。

（3）取1m10%悬液加入0.1ml兔抗A群脑膜炎双球菌诊断血清，于37℃下温育10min。

（4）离心2500～3000r/min，20～30min，弃上清。

（5）沉淀物做适当的稀释即可。

2. 将流行性脑膜炎患者脑脊液置于沸水中水浴2h后，做适当稀释。

3. 另准备一份不致敏的葡萄球菌液作对照。

4. 将玻片用蜡笔分成三格，编号。于第1、2格分别加一滴抗体致敏的菌液，第3格加一滴对照菌液。

5. 于第1、3格各加一滴患者脑脊液，第2格加一滴生理盐水，分别用牙签混匀，1～5min观察结果。

【结果】

第1格内形成白色凝集物；第2、3格均无凝集，为阳性。

【注意事项】

1. 因金黄色葡萄球菌并非所有的菌株都含IgG Fc受体，所以本试验选择含该受体的菌株实为必要。

2. SPA上并无IgG$_3$ Fc受体，故以IgG$_3$亚类为主体的诊断血清不能用来进行该试验。

思 考 题

1. 为什么做试管凝集试验时要稀释抗血清？

2. ABO血型的鉴定依据是什么？

3. 乳胶凝集试验检测类风湿因子为何一定要同时做阴性血清对照和阳性血清对照？

4. 如何利用SPA吸附IgG的特性来纯化抗体？

5. 给患者输血前为什么要查ABO血型？供、受者ABO血型相符，为什么必须做交叉配血试验？

实验三 沉淀反应

可溶性抗原与相应抗体在适当电解质存在的条件下，形成肉眼可见的沉淀物，称为沉淀反应。参与沉淀反应的抗原可以是多糖、蛋白质、类脂等，由于这些抗原均为可溶性物质，单位体积内所含的抗原量较多，与抗体结合的总面积大，为保持抗原抗体的适当比例，操作时应稀释抗原，一般以出现沉淀现象的抗原或抗体最高稀释度作为沉淀反应效价。沉淀反应种类较多，应用也很广泛。常用的有环状沉淀试验、琼脂扩散试验、对流免疫电泳、火箭免疫电泳及免疫电泳等方法。

一、环状沉淀试验

【原理】

在沉淀小管中，沉淀管底部加入的抗血清能与缓缓加于其上部的特异性可溶性抗原在交界面处形成白色的环状沉淀物，即为阳性反应。本试验常用于抗原的定性，如诊断动物炭疽病时，以炭疽杆菌耐热的菌体抗原制备的抗血清与经煮沸半小时的可能为炭疽病致死的动物检材滤液所做的阿斯卡利试验及法医学上的血迹相鉴别等。

【材料】

1. 免疫血清 兔抗人血清。

2. 抗原 适当稀释的人血清和牛血清。

3. 沉淀小管、生理盐水、毛细吸管及小管支架。

【方法】

1. 排列3支沉淀小管于支架上。

2. 按表3-1所示，加入各成分。

3. 室温下静置约10min，观察两液面交界处是否有白色沉淀环出现。

表3-1　环状沉淀试验

试管号	兔抗人血清	人血清	牛血清	生理盐水	结果
1	+	+	−	−	
2	+	−	+	−	
3	+	−	−	+	

【结果】

请将结果记录于表3-1中。

【注意事项】

1. 先加兔抗人血清，后加抗原，操作时要沿管壁缓慢加入，防止产生气泡；加抗原时，应使沉淀管倾斜，使其在管内轻浮于兔抗人血清上，切勿破坏二者之间的界面。

2. 观察结果时，宜在小管后方衬以黑纸，将沉淀管平举眼前。使光线从斜上方射入两液交界处，则能较清楚地看到沉淀环。

二、琼脂扩散试验

（一）单向琼脂扩散试验

【原理】

单向琼脂扩散是指抗原在含单一抗体的琼脂介质中以自由能动力呈辐射状扩散并与相应抗体结合形成沉淀环的方法，是一种半定量试验。在一定范围内，所形成的沉淀环直径与所加抗原的浓度成正比，故若事先用不同浓度的已知标准抗原做单向扩散试验，以形成的沉淀环直径与浓度的关系，绘制成标准曲线，则可根据待测样品形成的沉淀环直径大小，计算出其抗原含量。此法常用于检测血清中各类免疫球蛋白含量和补体各成分的含量。

【材料】

1. 1.5%琼脂凝胶（用生理盐水配制）。

2. 兔抗人IgG血清。

3. 待检人血清标本。

4. 0.01mol/L pH7.2 PBS溶液。

5. 人免疫球蛋白参考血清 正常人混合血清冷冻真空干燥制品，由生物制品公司所提供。

6. 玻板（4cm×10cm）、打孔器（内径3mm）、微量加样器或毛细吸管、游标卡尺等。

【方法】

1. 于沸水水浴中熔化琼脂凝胶后，置56℃下水浴恒温，加适当稀释的兔抗人IgG免疫血清于其中（使抗血清含量为0.75%～1%），迅速混匀，并浇注在水平放置的清洁干燥玻片上，每片4ml。凝固后置湿盒内备用。

2. 用打孔器在上述所制琼脂板上打孔，孔间距离为0.5cm。剔出各孔中的琼脂，随即加样。

3. 稀释人免疫球蛋白参考血清 在冻干的参考血清中加入蒸馏水0.5ml，待完全溶解后，用0.01mol/L pH7.2 PBS溶液作倍比稀释，浓度依次为1：10、1：20、1：40、1：80、1：160。

4. 加样 用加样器从最高稀释度开始，分别取各种不同浓度的参考血清，准确地加到各孔中，每个浓度重复2孔，用以制作标准曲线。待测的血清样品用PBS溶液作1：40稀释，每孔加10μl，每份样品加2个孔。

5. 加样完成后，将琼脂板置于湿盒内，37℃孵育24h后取出，用游标卡尺测量各沉淀环直径。

6. 以各种浓度标准参考血清的沉淀环直径为横坐标，相应的IgG含量对数值作纵坐标，绘制标准曲线。根据待测血清沉淀环直径，对照标准曲线，将查得的IgG含量乘以样品稀释倍数，即为所检血清中IgG含量。

【注意事项】

1. 制备免疫琼脂板时注意控制温度。温度过高会破坏抗体活性；温度低于42℃则琼脂很快凝固，不能制板。

2. 应从低浓度到高浓度的顺序加样，以免出现误差。

3. 沉淀环直径以毫米为单位测量，并精确至小数点后两位。

（二）双向琼脂扩散试验

【原理】

双向琼脂扩散是指抗原抗体两者都在琼脂介质中扩散的一种方法，将可溶性抗原及其相应抗体分别加入琼脂板上相应孔中，二者均向孔四周的凝胶中作辐射状扩散，如果两者相遇，抗原抗体可在比例恰当处结合并形成肉眼可见的白色沉淀线。此试验可检测抗原或抗体的纯度，测定抗血清效价，以及用已知的抗体（或抗原）检测或分析未知抗原（或抗体）。该法特异性高，但灵敏度较低，只能测至毫克水平，临床上可用于血清甲胎蛋白（alpha-fatal protein，AFP）的检测，作为原发性肝癌的重要诊断指标。本试验介绍人血清与抗人血清的沉淀反应。

【材料】

1. 兔抗人血清。

2. 混合人血清，牛血清。

3. 1.5%琼脂凝胶（用生理盐水配制）。

4. 生理盐水、清洁载玻片、微量加样器、打孔器等。

【方法】

1. 制板　先在沸水水浴中熔化1.5%琼脂凝胶，待完全熔化后，冷至70℃左右，用刻度吸管吸取4ml，浇注于水平放置的载玻片上，铺平，冷却后置于湿盒内待用。

2. 打孔　如图3-1所示，在琼脂凝胶上打孔，中央1孔，周围6孔，孔距不超过5mm。

3. 加样　先剔出凝胶孔中的琼脂，立即用微量加样器将兔抗人血清加入中间孔，另取微量加样器，依次将混合人血清稀释液加于周围1、2孔中，牛血清加于3、4孔中，

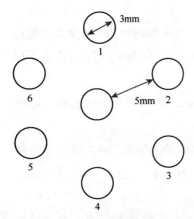

图3-1　琼脂法双扩散试验打孔示意图

生理盐水加于5、6孔中。每孔所加样品量10μl。

4. 将琼脂板置于湿盒内，于37℃恒温培养箱中孵育24h，观察结果。

【结果】

如果检测的抗原和抗体相对应，且比例恰当，中间孔与周围孔之间的凝胶内会出现白色沉淀线。沉淀线的数目、位置及形状与抗原抗体的浓度、成分及性质有关。

1. 抗原与抗体浓度相当，沉淀线在两孔之间呈直线，若抗体浓度较抗原浓度低，沉淀线靠近抗体孔一方。反之抗原浓度比抗体低，则沉淀线靠近抗原孔一方。

2. 单一抗原与相应抗体之间只出现一条沉淀线，若有多对相应抗原抗体存在，则可出现多条沉淀线。

3. 若周围孔中所加抗原性质完全相同，那么沉淀线之间会相互吻合。

【注意事项】

1. 孔中琼脂取出后要尽快加样，否则会有水分溢于孔中，影响加样量。

2. 加样时动作要轻，尽量防止血清起泡，所加各样品不要溢出孔外，以免因加样不准确影响判断结果。

3. 扩散时间要适当，时间过短，沉淀线不能出现；时间过长，已形成的沉淀线会变得模糊而影响对结果的判断。

三、对流免疫电泳

【原理】

对流免疫电泳是琼脂双扩散与电泳技术相结合的一种沉淀反应方法。由于蛋白质为两性电解质，当环境pH高于蛋白质等电点时，其分子上羧基电离而带负电，多数蛋白质抗原在pH8.0～8.6的缓冲液中带负电。处于直流电场中时，蛋白质抗原分子将从负极向正极泳动。抗体虽属蛋白质，但其等电点较高，又因其为球蛋白，所暴露的极性基团较少，在缓冲液中解离也少，且分子量较大，移动较慢，同时由于琼脂电泳时存在电渗现象，抗体反而顺着电子流方向由正极向负极泳动，这样，在电场中相应抗原与抗体定向对流，在比例恰当处能出现肉眼可见的白色沉淀线。由于电场的作用，缩短了反应时间，故该法常用于快速诊断。此外，本法限制了抗原抗体的多向自由扩散，使孔间抗原抗体的含量较高，因而也提高了试验的灵敏度。

【材料】

1.1%琼脂凝胶 用pH8.6 0.075mol/L巴比妥钠-盐酸缓冲液，按*W*/*V*配制。

2. 抗原 人血清。

3. 抗体 兔抗人血清。

4. 打孔器、加样器、载玻片等。

5. DY-Ⅱ型电泳仪及电泳槽、纱布、竹镊子等。

【方法】

1. 制板 先熔化1%琼脂凝胶，倾注于水平放置的玻片上，每片4ml，冷却凝固后保存于湿盒内待用。

2. 打孔 用打孔器于上述凝胶板上打孔，每一对孔间距离为3mm，每张玻片可打数对孔（图3-2）。

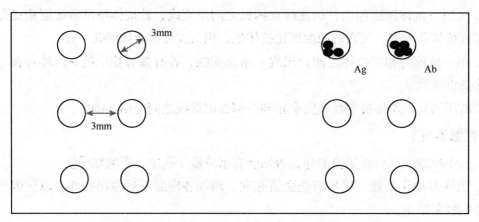

图3-2 对流免疫电泳示意图

3. 放置凝胶板于电泳槽上，槽内装适量的pH8.6 0.075mol/L巴比妥钠-盐酸缓冲液，用4层纱布连接凝胶板与缓冲液。接通电源，调整电流至2mA/cm。

4. 如图3-2右侧所示加样，抗原加在每一对近负极端孔内，抗体加在近正极端孔内。

5. 加大电流至4mA/cm，电压3～6V/cm，电泳30～100min后观察结果。

【结果】

若所检测的抗原抗体相对应，则电泳30～100min后可于相应孔间出现沉淀线。检测未知样品应设置阳性对照和阴性对照。

【注意事项】

1. 抗原抗体的位置不能加错，否则将影响泳动方向。

2. 抗原抗体浓度要恰当，最好将抗原进行适当稀释以期得到理想的结果。

3. 电泳时电流不宜过大，以免因发热使蛋白质变性或使凝胶断裂。

四、火箭免疫电泳

【原理】

火箭免疫电泳是将单向琼脂扩散与电泳技术相结合而发展出的一种沉淀反应方法。在含有单一抗体的琼脂凝胶板一端打数孔。分别加入不同稀释度的标准抗原和待检样品，置凝胶板于直流电场中电泳。抗原与相应抗体结合，在比例适当的部位沉淀下来，直到所有的抗原都与凝胶中的抗体结合为止。此时凝胶板上形成相互平行的似火箭的沉淀峰。当凝胶中抗体浓度恒定时，在一定范围内，沉淀峰的高度与抗原的浓度成正比，此试验常用于抗原的定量检测，其敏感度较单向琼脂扩散为高，而且快速。本试验介绍人血清IgG的定量检测。

【材料】

1. pH8.6 0.05mol/L巴比妥钠-盐酸缓冲液。

2. 抗原　人血清标本及已知的纯化人IgG样品。

3. 抗体　兔抗人IgG血清。

4. 2.2mol/L甲醛液。

5. 1%琼脂糖凝胶（用pH8.6 0.05mol/L巴比妥钠-盐酸缓冲液配制）。

6. 玻璃板（7cm×10cm）、打孔器、加样器、恒温培养箱等。

7. DY-Ⅱ型电泳仪、电泳槽、纱布、竹镊子等。

【方法】

1. 制板　先将1%琼脂糖凝胶于沸水水浴中加热熔化，保温于52℃水浴中，加入兔抗人IgG血清，使抗体浓度为0.75%～1%，迅速混匀，倾注于水平放置的清洁干燥的玻璃板上，待其冷却。

2. 打孔　在距凝胶边缘5mm处打5～6孔，孔径3mm，孔间距5mm，打孔后随即加样。

3. 抗原的醛化

（1）先将血清标本和已知人IgG作不同浓度稀释。

（2）分别取0.3ml样品和0.2ml 2.2mol/L甲醛液置于一列小试管内，混匀，置37℃恒温培养箱中5min，进行醛化。

4. 电泳　置凝胶板于电泳槽上，打孔端接负极，用4层纱布连接凝胶板与槽中缓冲液，连接电源，在2V/cm电压下加入抗原样品，电泳12h后关闭电源。

【结果】

琼脂板上出现不同高度的火箭峰，量取各沉淀峰高，以纯化人IgG浓度为横坐标。其沉淀峰高为纵坐标，画出标准曲线。根据所得的样品峰高，从标准曲线上可查出相应浓度，再乘以样品稀释倍数，即可知血液样品原液中所含IgG的量。

【注意事项】

1. 电泳后可直接量取沉淀峰高，也可先用生理盐水多次浸泡凝胶板，除去其中未结合的抗体蛋白，待凝胶自然干燥后，经0.1%氨基黑10B染色液染色，再量取峰高。

2. 若欲提高电泳的速度，可加大电压或使用高离子强度缓冲液，但必须用流水冷却法使凝胶板降温。

五、免疫电泳

该法是在凝胶介质中将电泳法与双扩散法相结合的一种免疫学检测方法，临床上常用作γ免疫球蛋白病的分类鉴定，也可用于纯化抗原或抗体成分的分析与鉴定。免疫电泳是先使血清在含离子的琼脂凝胶中进行电泳，在一定电场强度下，由于血清中各种蛋白的分子大小以及荷电状态和荷电量均有差异，因而泳动速率也各不相同，加上电泳过程中电渗作用的影响，使各组分可得到分离。然后在电泳轴的平行方向挖一长槽，加入抗血清，进行双扩散。各分离的抗原与抗血清中相应抗体相遇，经一定时间均能出现沉淀弧。通过对各沉淀弧的分析，来帮助临床诊断或进行蛋白质分析。

【材料】

1. 巴比妥钠-巴比妥缓冲液（pH8.6 0.05mol/L）（配方见附录）。

2. 1.5%琼脂糖凝胶（用巴比妥钠-巴比妥缓冲液配制）。

3. 人血清、待测血清样品。

4. 兔抗人全血清。

【方法】

1. 1.5%琼脂糖凝胶加热熔化后浇在置于水平台上的载玻片上，玻片中放一条细玻璃棒。待凝胶冷却并凝固后，在凝胶板约1/3的位置（距细玻璃棒不超过5mm）打一小孔，孔径3mm，如图3-3所示。

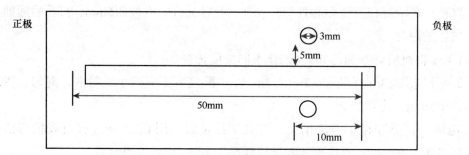

图3-3　免疫电泳用凝胶孔槽示意图

2. 加样　将凝胶板置于电泳槽中，连接电源，于2V/cm的条件下，分别加入正常人血清及待测血清样品至小孔中，加大电流，于4～6V/cm电场强度下电泳1～1.5h。电泳后，取出凝胶中的细玻璃棒即形成长槽，加入兔抗人全血清于槽中。置于湿盒内37℃放置24～48h，可观察到在一定位置上出现的沉淀弧线，如图3-4所示。

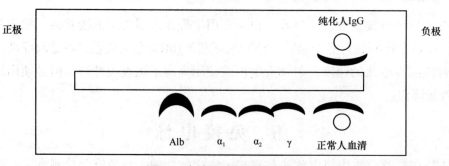

图3-4　免疫电泳结果示意图

【结果】

高质量的免疫电泳结果可显现20～30条沉淀弧。沉淀弧的数目及分辨率受抗血清的质量、抗原抗体比例和电泳条件等的影响。

请用图如实记录你所观察到的结果。数一数出现了几条沉淀弧。试讨论一下可能有哪些因素影响你的结果。

思 考 题

1. 观察环状沉淀试验结果前，设想一下哪一管可能出现阳性结果，哪一管应是阴性结果？看看你的预期与观察是否一致？为什么是这样的结果？请说明理由。

2. 对流免疫电泳与双向琼脂扩散法相比有什么异同点？对流免疫电泳的优势是什么？

3. 火箭免疫电泳的原理是什么？可用于抗原的定量检测吗？为什么？

实验四　补体参与的试验

一、溶血素效价的测定

【原理】

经绵羊红细胞（SRBC）免疫的动物（小鼠或家兔）血清中可出现抗SRBC的抗体。采集免疫动物血液分离血清，即可获得抗SRBC的抗血清。当SRBC与相应抗血清混合，有补体存在时，在一定条件下SRBC被溶解，故抗SRBC抗体又称为溶血素。使一定量SRBC完全溶解的溶血素最高血清稀释度称为溶血素的效价。

【材料】

1. 抗体　含溶血素的免疫血清（1∶100稀释）。

2. 抗原　1%绵羊红细胞悬液。

3. 补体（1∶30）　豚鼠新鲜血清。

4. 其他　试管、吸管、37℃水浴箱等。

【方法】

如表4-1所示操作加入各试验材料。

表4-1　溶血素效价的测定

试管号	1	2	3	4	5	6	7	8	9
生理盐水	0.9ml	0.5ml	0.5ml	0.5ml	0.5ml	0.5ml	0.5ml	0.5ml	0.5ml
溶血素	0.1ml 1∶100溶血素	0.5ml 1号管混合液	0.5ml 2号管混合液	0.5ml 3号管混合液	0.5ml 4号管混合液	0.5ml 5号管混合液	0.5ml 6号管混合液	0.5ml 7号管混合液	—
注意事项	混匀后取0.5ml至2号管	混匀后取0.5ml至3号管	混匀后取0.5ml至4号管	混匀后取0.5ml至5号管	混匀后取0.5ml至6号管	混匀后取0.5ml至7号管	混匀后取0.5ml至8号管	混匀后取0.5ml丢弃	
血清稀释度	1/1000	1/2000	1/4000	1/8000	1/16 000	1/32 000	1/64 000	1/128 000	
补体（1∶30）	0.5ml	0.5ml	0.5ml	0.5ml	0.5ml	0.5ml	0.5ml	0.5ml	0.5ml
1%绵羊红细胞悬液	0.5ml	0.5ml	0.5ml	0.5ml	0.5ml	0.5ml	0.5ml	0.5ml	0.5ml
摇匀后置于37℃水浴箱中30min									
结果									

将各管发生溶血的情况记录于表4-1"结果"一项。以"完全溶血""不完全溶血""完全不溶血"三个标准来判断。第9管必须是"完全不溶血"，前面各管的结果

才有意义。若溶血素效价为1∶8000，则8000倍稀释的溶血素为1单位。做补体结合试验时常用0.2ml中含2个溶血素单位的稀释液，可取1∶100稀释的溶血素1ml加生理盐水39ml即得。

最后请写实验报告，报告你所测定的溶血素效价，并讨论可能影响实验结果的各种原因。

二、总补体溶血活性测定（CH_{50}测定）

【原理】

CH_{50}测定（total hemolytic complement assay，CH_{50} assay）是利用补体能使溶血素致敏SRBC（即免疫复合物）发生溶血，当致敏SRBC浓度恒定时，在一定范围内溶血程度与补体量和活性呈正比例关系。因此，将不同稀释度的新鲜待检血清与定量的致敏SRBC反应，测定溶血程度，以引起50%溶血的最小血清量作为一个CH_{50}单位。50%溶血判断结果比100%溶血灵敏、准确。

【材料】

1. 缓冲盐水（pH7.4）

（1）储备液（10×）：NaCl 75g，1mol/L HCl 177ml，三乙醇胺28ml，$MgCl·6H_2O$ 1.0g，$CaCl_2·H_2O$ 0.2g。方法是先将NaCl溶于700ml蒸馏水中，加入HCl及三乙醇胺，$MgCl_2$及$CaCl_2$分别用2ml蒸馏水溶解后，逐一缓慢加入，再用蒸馏水加至1000ml，4℃保存。

（2）应用液：取1份储备液，加9份蒸馏水，4℃保存待用。

2. 1%SRBC悬液　新鲜脱纤维羊血或阿氏液保存羊血（4℃可保存2周），生理盐水洗2次，第3次用缓冲盐水，2000r/min 10min。用缓冲盐水配成1%细胞悬液（V/V）。为使红细胞浓度标准化，可将1%细胞悬液用缓冲盐水稀释25倍，用分光光度计（542nm）测定其透光率（以缓冲盐水校正透光率至100%）。每次试验所用红细胞浓度（透光率）必须一致。

3. 溶血素　按效价以缓冲盐水稀释至2个单位（效价为1∶8000，使用时按1∶4000稀释）。

4. 致敏SRBC　1%SRBC加等量2个单位溶血素，混匀置于37℃水浴10min。

5. 待检血清。

6. 试管、吸管、离心机、37℃水浴箱、分光光度计等。

【方法】

1. 取待检血清0.2ml，加缓冲盐水3.8ml，制成1∶20稀释血清。

2. 如表4-2所示加入各试剂，混匀，试管置于37℃水浴中30min。

3. 50%溶血管　取1%SRBC悬液0.5ml，加入蒸馏水4.5ml，混匀。

【结果】

将各试验管经2500r/min离心5min，用肉眼找出最接近50%溶血的试验管后，用分光光度计（542nm，0.5cm比色杯）读取该管的A_{542nm}值，即可求出补体总溶血活性。此数值即用以表示血清的总补体活性。

$$CH_{50}（U/ml）=\frac{1}{引起50\%溶血管血清量}\times稀释倍数$$

表4-2中提供各管相应补体含量，可不必计算而能直接查出，第10管为空白对照管，要求不溶血。

表4-2　CH$_{50}$测定

试管号	1：20稀释血清（ml）	缓冲盐水（ml）	致敏SRBC（ml）	CH$_{50}$（U/ml）
1	0.10	1.40	1	200
2	0.15	1.35	1	133
3	0.20	1.30	1	100
4	0.25	1.25	1	80
5	0.30	1.20	1	66.6
6	0.35	1.15	1	57.1
7	0.40	1.10	1	50
8	0.45	1.05	1	44.4
9	0.50	1.00	1	40
10		1.50	1	

正常参考值50～100U/ml。

【注意事项】

1. 缓冲液、致敏SRBC均应新鲜配制。

2. 实验器材应清洁。

3. 待测标本应无溶血、无污染、无乳糜血。而且必须新鲜，如放置2h会使补体活性下降。

4. 补体的溶血活性受多种因素的影响，如SRBC浓度及致敏抗体的量等。

三、补体结合试验

【原理】

补体结合试验（complement fixation test）是一种有补体参与，并以绵羊红细胞和溶血素作为指示系统的抗原抗体反应。参与本反应的成分可分为两个系统。一为待检系统：即已知抗原（或抗体）和待检的抗体（或抗原）；另一为指示系统，即绵羊红细胞及其相应溶血素。待检的抗原抗体和先加入的定量补体作用后，再加入指示系统，若不出现溶血，则为补体结合反应阳性，表示待检系统中的抗体与抗原相对应，两者特异性结合后激活了补体，指示系统无补体结合，故不发生溶血。反之若出现溶血现象，则为补体结合反应阴性，表示待检的抗原抗体不对应或缺少一方，不能激活补体，游离的补体被后加入的指示系统激活，导致绵羊红细胞溶解。

本反应灵敏度、特异性较高，可用于检测某些病毒病、立克次体病、梅毒病等。由于参与反应的各种成分之间要求有适当量的关系，因此做本试验之前必须通过一系列预备试验来确定补体、溶血素、抗原或抗体的使用量。

（一）溶血素单位滴定

参见溶血素效价的测定。

（二）补体单位滴定

【材料】

1. 补体1∶30稀释的新鲜豚鼠血清。

2. 抗体2个单位溶血素。

3. 抗原1%绵羊红细胞悬液。

4. 其他（试管、吸管、37℃水浴箱等）。

【方法与结果】

1. 如表4-3所列量加入1∶30稀释的补体。

表4-3　补体单位的测定

试管	补体（ml）	生理盐水（ml）		溶血素（2U）	1%绵羊红细胞（ml）		结果
1	0.06	0.54		0.2	0.2		不溶血
2	0.08	0.52		0.2	0.2		稍溶血
3	0.10	0.50		0.2	0.2		全溶血
4	0.12	0.48	37℃水浴 45min	0.2	0.2	37℃水浴 15～30min	全溶血
5	0.14	0.46		0.2	0.2		全溶血
6	0.16	0.44		0.2	0.2		全溶血
7	0.18	0.42		0.2	0.2		全溶血
8		0.60		0.2	0.2		不溶血

2. 依次换用清洁吸管加入其他各成分至每管中，37℃水浴中孵育一定时间后观察结果，判定补体单位。

3. 补体单位　凡能使一定量致敏绵羊红细胞发生完全溶解的最少补体量，称为1个确定单位。如表4-3中自第3管开始出现完全溶血现象，因此第3管（0.1ml）所含补体量为1个确定单位。

由于在实际应用时补体有一部分损失，故须酌量增加一些，通常取其高一管补体量称为1个实用单位。在下例中：

1个确定单位=0.1ml 1:30稀释的补体。

1个实用单位=0.12ml 1:30稀释的补体。

4. 补体的稀释 若使每0.2ml补体含2个实用单位,可照下法计算。

30:(2×0.12)=X:0.2

X=(0.2×30)/0.24=25

即将补体稀释25倍,用0.2ml即可。

(三)正式试验

正式试验可以做定性的,也可以做定量的。本试验用伤寒杆菌的提取液为抗原与其免疫血清做定性试验。

【材料】

1. 补体 2单位补体。

2. 抗体 1:5稀释的伤寒患者血清。

3. 抗原 1:50稀释的伤寒杆菌抗原,1:50稀释的痢疾杆菌抗原。

4. 指示系统 2单位溶血素、1%绵羊红细胞。

5. 其他(试管、吸管、37℃水浴箱等)。

【方法】

如表4-4顺序操作。

表4-4 补体结合试验(定性,ml)

试管号	伤寒患者血清	伤寒杆菌抗原	痢疾杆菌抗原	2U补体	生理盐水		溶血系统	结果
1	0.2	0.2		0.2		摇匀37℃水浴15min	0.4	试验管
2	0.2		0.2	0.2			0.4	特异性对照
3	0.2			0.2	0.2		0.4	血清对照
4		0.2		0.2			0.4	抗原对照
5				0.2	0.4		0.4	补体对照
6					0.6		0.4	溶血素对照

(溶血系统: 摇匀37℃水浴15~30min)

【结果】

观察各管溶血情况,记录并分析其意义。

【注意事项】

1. 以细菌作抗原时,应使用细菌的提取液而不用悬液,通过滴定找出最适稀释度。

2. 患者血清需56℃ 30min灭活。

3. 补体性质不稳定,以试验的当天采血效果最好。操作时尽量减少在室温停留的时间。

四、补体介导的微量淋巴细胞毒试验

【原理】

微量淋巴细胞毒试验，是借助补体杀伤被抗体致敏（覆盖）的淋巴细胞，由于死细胞的胞膜被活化的补体攻击，失去完整性从而使台盼蓝染料透入细胞内，故致敏的死细胞呈蓝色，无折光性，体积增大。未致敏的活细胞不被活化补体攻击，细胞膜完整，故不着色，有折光性，体积大小正常。

【材料】

1. HLA抗血清 多选用经产妇血清，经试验确定了抗体特异性的血清。

2. 淋巴细胞悬液 常规分离淋巴细胞，用Hank's液调至（1.5～2）×10^6/ml。

3. 补体 选用无寄生虫感染及未免疫接种的健康家兔，于心脏或颈动脉处取血，分离血清，分装入小试管中于–20℃储存。

4. 2%台盼蓝溶液 配方见附录三（二）。

5. AB血型人血清，用作阴性对照，抗淋巴细胞球蛋白，用作阳性对照。

6. 微量反应板、微量加液器、医用液体石蜡等。

【方法】

1. 在微量反应板小孔内各加约20μl医用液体石蜡。

2. 用微量加液器通过液体石蜡层于每孔中加入1μl HLA抗血清，勿使血清漂浮在液体石蜡中。阴性对照孔加AB血型人血清，阳性对照孔加抗淋巴细胞球蛋白。

3. 用同样方法于每孔中再加入淋巴细胞悬液1μl，轻轻摇匀，放置于室温20～25℃条件下30min。

4. 每孔再加入补体5μl轻轻摇匀，室温下静置1h。

5. 每孔加入2%台盼蓝2～4μl，轻轻摇匀，置于室温15～25min。

6. 沿孔边轻轻吸去每孔内的染料。

7. 于相差显微镜下用低倍镜观察，计算每孔中死细胞的百分数。观察阴性对照、阳性对照，若阴性对照、阳性对照不符合，此试验须重做。

【结果】

以超过阴性对照的死细胞百分数（%）为结果判定：

0～19%	（–）阴性	1分
20%～29%	（±）弱阳性	2分
30%～49%	（+）弱阳性	4分
50%～79%	（++）阳性	6分
80%～100%	（+++）强阳性	8分
不能读数	无效	0分

阴性对照死亡细胞数一般小于10%，阳性对照死亡细胞数一般大于80%。

【注意事项】

1. 抗血清必须具备特异性，结果能重复且准确。

2. 淋巴细胞悬液浓度低，会造成假阴性，其纯度也影响结果，应尽量减少红细胞、白细胞及血小板的污染。

3. 2%台盼蓝染色后，放置时间不能太长，否则易出现假阳性。

4. 补体一定要有足够活力，在无免疫血清时，补体本身对淋巴细胞应无毒性。一般采用20只以上兔血清混合使用。

思 考 题

1. 何谓免疫溶血现象？

2. 在补体参与的各项试验中，为什么一定要做只有绵羊红细胞的对照管？

3. 何谓溶血素效价？ 何谓CH_{50}单位？

4. 如何判断补体结合试验的结果？

实验五　酶联免疫吸附试验

酶联免疫吸附试验（enzyme linked immunosorbent assay，ELISA）是一种用酶标记抗原或抗体检测相应抗体或抗原的方法。此法将抗原抗体免疫反应的特异性和酶促反应的专一性、灵敏度有机地结合起来，可检测体液中微量的特异性抗原或抗体。本方法具有灵敏度高、特异性强、操作简单、易观察结果、便于大规模检测的特点。目前，已被广泛用于生物学和医学的许多领域。本实验介绍ELISA间接法及ELISA双抗体夹心法。

一、ELISA间接法

【原理】

将抗原结合到微量滴定板上，利用酶标记的抗体来检测标本中与滴定板上抗原结合的抗体，形成抗原-抗体-酶标抗体复合物。再加入酶特异性底物，即可出现颜色反应。该法是检测抗体最常用的方法之一，优点是制备出一种酶标抗体，就可适用多种抗原抗体对检测。

【材料】

1. 特异性抗原　乙肝疫苗。

2. 抗体　以含或不含抗HBs的IgG的人血清分别为阳性和阴性对照血清，另取待检者血清为待测血清。

3. 酶标抗体　辣根过氧化物酶标记的羊抗人IgG抗体（HRP-羊抗人IgG抗体）。

4. 包被液：pH9.6碳酸盐缓冲液；洗涤液：含0.5% Tween-20的pH7.4 0.02mol/L PBS溶液；PBS稀释液（含5%小牛血清）：pH7.4 0.02mol/L PBS缓冲液；邻苯二胺底物液：每10ml pH5.0磷酸-枸橼酸缓冲液中加入邻苯二胺4mg，过滤后，加30%H_2O_2 5µl；终止液：2mol/L H_2SO_4。

5. 酶标检测仪、微量加样器、聚苯乙烯微量滴定板等。

【方法】

1. 包被　用包被液稀释的乙肝疫苗抗原至预试验确定的工作浓度；并加入聚苯乙烯微量滴定板中，每孔100µl；设正常抗原对照，4℃过夜。

2. 洗涤　用洗涤液洗涤3次，每次3min，甩净，拍干。

3. 加血清　用含5%小牛血清的PBS稀释液稀释待检血清后，加入滴定板孔中，每孔100µl，同时设阳性、阴性对照。37℃孵育1.5～2h，洗涤3次，方法同上。

4. 加酶标抗体　用稀释液稀释酶标抗体至工作浓度，每孔加100µl，37℃条件下1h，洗涤3次。

5. 加底物　每孔加邻苯二胺底物液50µl，37℃避光孵育30min后，每孔加50µl终止液，终止反应。每次试验设阳性血清、阴性血清、酶标抗体和空白对照。

【结果】

1. 目测法 与阳性和阴性对照比较，观察颜色深浅作出判断（阳性呈棕黄色）。

2. 测吸光度（A值） 用酶标检测仪测定各孔A值，以P/N≥2.1为阳性，以P/N<2.1而≥1.5为可疑，P/N<1.5为阴性。

$$P/N值=\frac{待测孔A值-空白孔A值}{阴性对照孔A值-空白孔A值}$$

【注意事项】

1. 各种试剂临用前选择新鲜三蒸水配制。

2. 加样最好使用定量准确的微量加样器；将液体加在孔底，避免加于孔壁上部，防止气泡产生。

3. 目测法易受主观因素影响，检测吸光度值法受仪器质量和ELISA板质量的影响。

二、ELISA双抗体夹心法

【原理】

基本与间接法相同。不同之处在于包被特异性抗体，加待测抗原孵育后，再加入酶标记的相同抗体，形成抗体-抗原-酶标抗体复合物，最后通过酶与特异性底物相互作用，出现颜色反应，根据颜色深浅，可判断抗原量的多少。该法是检测抗原常用的方法，但需针对不同抗原制备不同的酶标抗体。

1. 检测HBsAg ELISA试剂盒。

2. 试剂同间接法。

3. 酶标检测仪，微量加样器，聚苯乙烯微量测定板等。

【方法】

1. 包被 用包被液将抗HBsAg稀释至工作浓度，用微量加样器加入微量测定板，每孔100μl，4℃过夜。

2. 洗涤 加洗涤液于各孔中，洗涤3次，每次3min，甩净，拍干。

3. 加待测抗原 按试剂盒说明书要求用PBS稀释液稀释待测抗原后，加入微量板，每孔100μl，37℃孵育1.5~2h，用洗涤液同法洗涤3次。

4. 加酶标记羊抗人IgG，每孔100μl，37℃条件下1h，洗涤3次。

5. 加底物 加邻苯二胺底物液显色，每孔5μl，37℃避光孵育30min后，加50μl终止液H₂SO₄，每孔50μl，终止反应。

每次试验，设阳性抗原、阴性抗原、酶标抗体及空白对照。

【结果判断】

与间接法相同。

三、斑点-ELISA（dot-ELISA）

斑点-ELISA技术是免疫学检测的新方法，原理基本同ELISA法。斑点-ELISA采用硝酸纤维素薄膜（NC）作载体。灵敏度很高，需用的抗原量少，只需纳克水平的抗原，其灵敏度与放射免疫法和ELISA相当。该法还具有使用简便等优点。已用来检测病毒、细菌、寄生虫抗体，如乙型肝炎病毒、沙门氏菌、血吸虫等抗体。也有人用于检测血清IgG、IgA、IgM、血清C3等。

斑点-ELISA操作的基本程序如下：

1. 将已知的抗原（或抗体）点在NC上。

2. 用待测血清（含抗体或抗原）孵育，洗涤。

3. 用酶标记的第二抗体孵育，洗涤。

4. 加底物系统。

5. 在NC的白色背景上出现有色斑点（判为阳性）。

6. 肉眼观察或仪器检测。

斑点-ELISA的类型也有间接法、双抗体夹心法等，所用试剂与ELISA相同。

四、酶标记抗生物素蛋白-生物素系统ELISA

生物素是维生素H，在蛋黄和肝、肾等组织中含量较高。能从蛋清中提取到抗生物素蛋白，一个抗生物素分子可与4个生物素分子相结合，而生物素经酰化后不但可与抗体分子结合，也可与酶结合，这样就起到了生物素-抗生物素蛋白系统的多级放大作用。

将生物素-抗生物素蛋白-酶标记生物素系统引入免疫学检测系统后，使免疫检测手段向高灵敏度、高特异性、高稳定性方向发展。生物素-抗生物素蛋白系统的检测方法有：生物素-抗生物素蛋白-生物素（BAB）法、生物素-抗生物素蛋白（BA）法、抗生物素蛋白-生物素-过氧化物酶复合物（avidin-biotin-peroxidase complex，ABC）法三种。本试验介绍ABC法。

ABC法是预先按一定比例将抗生物素蛋白与酶标记生物素结合成ABC。当ABC与生物素化抗体相遇时，ABC中未结合的抗生物素蛋白部分可与抗体分子标记生物素相连使之形成网络结构，这样结合大量的酶而使反应灵敏度提高。ABC法有直接法和间接法两种，如图5-1、图5-2所示。

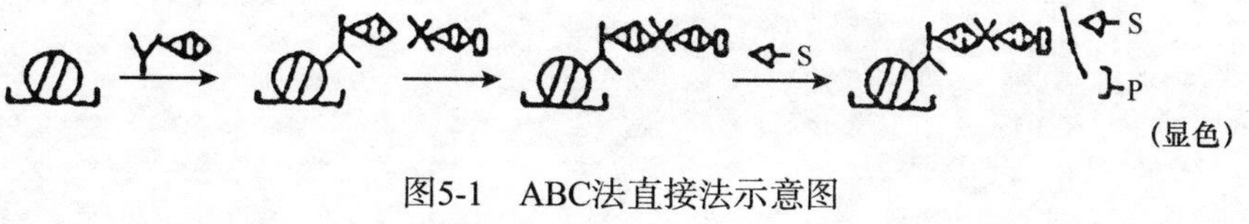

（显色）

图5-1 ABC法直接法示意图

抗原；生物素化抗体；抗生物素蛋白-HRP酶复合物；S，底物；P，产物

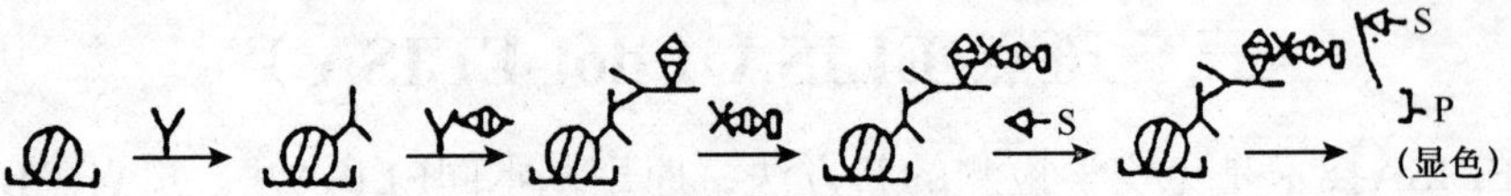

图5-2　ABC法间接法示意图

，抗原；Y，抗体；，生物素化抗体；，抗生物素蛋白-生物素-过氧化物酶复合物；，底物；，产物

思 考 题

1. ELISA的原理是什么?

2. ELISA法有哪些? 基本步骤如何? 怎样判断结果?

3. 试述ELISA的实际应用。

4. 为何间接ELISA法在应用方面优于直接法?

实验六　抗体形成细胞的检测

体外检测抗体形成细胞的方法又称为溶血空斑试验。建立琼脂平板溶血空斑技术以来，该技术在方法学和应用方面都有一定发展。目前具体方法较多，概括起来可分为：琼脂溶血空斑技术、免疫玫瑰花试验、定量溶血试验（QHS）等。基本原理都是将绵羊红细胞免疫的小鼠脾脏制成细胞悬液，与一定量的绵羊红细胞混合，在补体参与下，使抗体形成细胞周围的绵羊红细胞溶解，从而在每一个抗体形成细胞周围形成一个肉眼可见的空斑或溶血现象。

本试验可作为观察机体体液免疫状态的指标，研究药物对机体免疫功能的影响等，具有特异性高、筛选力强、可直接观察等特点。

一、琼脂溶血空斑技术

（一）琼脂糖平板法

【材料】

1. SRBC保存液（阿氏液）。

2. Balb/c小鼠（体重20g左右，雌雄随机）。

3. 0.01mol/L pH7.2 PBS溶液（含Ca^{2+}、Mg^{2+}）。

4. 补体　无菌抽取3只以上健康豚鼠的心脏血，分别分离血清。将血清混合后，用1ml压积SRBC加20ml补体，充分混匀，置于4℃吸收20min。离心1000r/min 10min，取上清液，用PBS溶液稀释为1∶10使用。

5. 琼脂糖用含Ca^{2+}、Mg^{2+}PBS溶液配制　1.4%的琼脂糖用于制备琼脂底层支持物，0.7%琼脂糖用于制备表层琼脂糖。底层每平皿（7cm直径）分装4ml；表层琼脂糖每试管（15mm×100mm）分装2ml，加塞保存。

6. 胎牛血清56℃ 30min灭活。经绵羊红细胞吸收后使用。

7. 48℃恒温水浴箱、37℃恒温培养箱、离心机、离心管、玻璃平皿（直径7cm）、毛细吸管、组织研磨器、冰水浴等。

【方法】

1. 将已含底层琼脂糖的平皿置于37℃恒温培养箱中预热，将含2ml表层琼脂糖的试管在沸水水浴中加热熔化后，置48℃恒温水浴箱中保温。

2. 免疫小鼠脾细胞悬液的制备

（1）SRBC免疫小鼠试验前4天或10天选择体重为20g左右的Balb/c小鼠，经腹腔注射洗涤过的绵羊红细胞（10%）1ml或尾静脉注射0.2ml。测定直接溶血空斑需用免疫后4天的小鼠；测定间接溶血空斑需用免疫后10天的小鼠。

（2）摘除免疫小鼠的眼球，收集血液于清洁干燥试管（12mm×100mm）内，加塞，待血凝固后，置于4℃冰箱使血清析出，并收集于小管保存，以备测溶血素。

（3）颈椎脱臼处死小鼠，暴露腹腔，取出脾脏，用PBS溶液清洗。用装有5ml冷PBS溶液的组织研磨器研磨制备成单细胞悬液。置研磨器于冰水浴内10min。吸出上层细胞悬液于试管（15mm×100mm）内，继续保存于冰水浴内。

（4）用红细胞计数板计数10倍稀释的脾细胞数，并将其用冷PBS溶液稀释成$5×10^7$个细胞/ml。另取少量脾细胞悬液，用等量0.5%台盼蓝混匀，5min后计数其死细胞数，并从总数中扣除死细胞数。

3. 正式试验　将除脾细胞外的所有成分预热48℃左右。加入下述成分于保温的表层琼脂糖内：

胎牛血清0.1ml、20%SRBC保存液0.1ml、脾细胞悬液0.1ml迅速在保温状态下混匀，趁热倾注于已预热的含底层琼脂糖的平皿内，避免产生气泡，并使表层铺平。凝固后，置于37℃恒温培养箱孵育1h，然后在每个平皿内加1∶10稀释的补体1.5～2ml，使均匀覆盖于琼脂表面。再孵育30min，即可直接观察或用放大镜观察溶血空斑，并计数。

【结果】

在平皿背面将平皿划分小格，用放大镜观察计数空斑总数，并换算出每百万脾细胞中所含抗体形成细胞数。如用于筛选药物，可比较给药组和对照组每$1×10^6$个脾细胞中抗体形成细胞（即溶血空斑）数的平均值，以表示并比较药物对机体产生抗体能力的影响程度。

【注意事项】

1. 正式试验所用之绵羊红细胞最好用新鲜的样品，洗涤时，离心速度以2000r/min 10min为宜，不超过3次，使用前应先镜检，红细胞如果变形，表示脆性增大，不宜采用。

2. 离体的脾细胞在使用前需一直保存于冰水浴内，防止细胞死亡。

（二）琼脂糖玻片法

【材料】

1. 试管、1ml吸管、加样器。

2. 载玻片、盖玻片。

3. 48℃恒温水浴箱、37℃恒温培养箱。

4. 20%SRBC。

5. 1∶5补体（经SRBC吸收过）。

6. 含5%新生小牛血清的Hank液。

【方法】

1. 免疫小鼠脾细胞悬液的制备（同前）。

2. 补体制备 新鲜豚鼠血清，经绵羊红细胞吸收后，用Hank液配成1∶5浓度。

3. 0.5%琼脂糖（用Hank液配制），趁热分装于小试管，每管0.8ml，置于48℃恒温水浴箱内。

4. 分别取0.1ml脾细胞（1×10^{6}个细胞/ml）、0.1ml 20%SRBC和1∶5补体0.2ml置于45℃恒温的琼脂糖凝胶中，充分混匀，制成细胞混悬液。

5. 用加样器取100μl细胞混悬液，滴于37℃预热的载玻片上，即刻用预热的盖玻片盖好，尽量防止产生气泡。

6. 置玻片于湿盒内，37℃恒温培养箱孵育3h，取出观察结果。

【结果观察】

进行空斑计数，可肉眼直接观察或借助于放大镜，计算出1×10^{6}个脾细胞所含空斑数。

【注意事项】

1. 加于载玻片上的样品不能留有气泡。

2. 孵育时载玻片必须置于湿盒内保湿。

二、免疫玫瑰花试验法

【原理】

将免疫小鼠的脾细胞与特异的SRBC混合后进行孵育，SRBC可与抗体形成细胞所分泌的特异抗体结合，并黏附于抗体形成细胞的膜表面，制成涂片在显微镜下观察，可见形成似玫瑰花样的结构，称为免疫玫瑰花。

【材料】

1. 试管、1ml吸管、加样器。

2. 载玻片、盖玻片。

3. 48℃恒温水浴箱、37℃恒温培养箱。

4. 20%SRBC。

5. 1∶5补体（经SRBC吸收过）。

6. 含5%新生小牛血清的Hank液。

【方法】

1. 免疫小鼠脾细胞悬液制备（同前）。

2. 免疫玫瑰花计数抗体形成细胞数 1×10^7/ml个脾细胞0.1ml，加0.5% SRBC悬液0.1ml混匀，1000r/min离心5min；37℃孵育30min；弃2/3上清，轻轻将沉降物再悬起，滴0.8%戊二醛1滴，固定5min后制片，迅速吹干，HE染色；计数200个细胞中玫瑰花形成的细胞数。

3. 用未免疫的小鼠脾细胞作对照。

三、定量溶血试验

【原理】

经绵羊红细胞免疫的小鼠脾细胞悬液若与一定量的绵羊红细胞在试管内混合，加入适量补体，在水浴中孵育一定时间，会引起绵羊红细胞溶血，而且溶血的程度与脾细胞中的抗体形成细胞总数有一定的关系，与抗体形成细胞所分泌的抗体量亦有关，但不能反映单个抗体生成细胞的数量。

【材料和方法】

本实验大部分步骤与溶血空斑试验相同，唯最后的正式试验有差异。

定量溶血试验方法如下：排列试管（15mm×100mm）6支，如表6-1所示加入各试验成分。

充分混匀后，置于37℃水浴30min，2000r/min离心5min，754型分光光度计于413μm波长测定上清液OD值，即表示定量溶血反应值。

表6-1　定量溶血试验　　　　　　　　　　　　　　　　　（单位：ml）

试管号	脾细胞（5×10⁶）	SRBC（0.5%）	补体（1:30）	PBS溶液
1	1（免疫鼠1）	1	1	
2	1（免疫鼠2）	1	1	
3	1（未免疫鼠）	1	1	
4		1	1	1
5	1（未免疫鼠）	1		1
6		1		2

分别计算出免疫组（1、2）管及对照组（3、4、5、6）管定量溶血反应OD平均值（$X \pm OD$），经t检验证明二者差异显著，可用此法检测药物对SRBC诱导抗体产生过程是否有刺激作用或抑制作用。

【注意事项】

用于本试验的绵羊红细胞浓度要准确，否则将影响溶血结果。

思 考 题

1. 比较本实验各方法的优缺点。

2. 试设计检测生成IgG类抗体形成细胞的方法。

实验七　吞噬细胞的吞噬作用

吞噬细胞依据其形态大小分为两大类，一类是血液中的单核细胞及由血液游走到血管外并固定于各组织中的巨噬细胞，称为大吞噬细胞；另一类是血液中的中性粒细胞，称为小吞噬细胞。它们能吞噬和消化机体内衰老死亡的细胞以及侵入机体内的病原微生物等异物，是机体内具有吞噬功能的主要细胞类群，是机体非特异性免疫的重要因素。

一、巨噬细胞的吞噬作用（体外法）

【材料】

1. 小鼠　雌雄随机，体重20g左右。

2. 5ml、1ml无菌注射器，6号、9号针头，10ml离心管，清洁载玻片，烧杯，解剖剪，眼科镊，湿盒，解剖板，图钉，37℃水浴箱。

3. 4%淀粉肉汤　称取面粉3g、可溶性淀粉5g，加营养肉汤至100ml，混匀，先微火加热，不断搅拌成糊状，再高压灭菌。临用时，与无菌营养肉汤等量混合。

4. D-Hank液（配方见附录）。

5. 生理盐水。

6. 1%鸡红细胞　无菌操作抽取鸡翅静脉血，抗凝，置于离心管中，用无菌生理盐水洗3次，最后一次2000r/min离心10min，按血细胞比容将鸡红细胞用Hank液配成1%浓度。

7. 瑞氏染色液。

8. pH 6.4～6.8磷酸盐缓冲液　1% Na_2HPO_4 20ml，1% NaH_2PO_4 30ml，加蒸馏水至1000ml，混匀。

【方法】

1. 于实验前三天给小鼠腹腔内注射4%淀粉肉汤1ml。

2. 实验当天给小鼠腹腔内注射D-Hank液3～4ml，轻揉腹部，让小鼠活动10min。

3. 眼球放血后颈椎脱臼处死小鼠，将小鼠钉在解剖板上。

4. 碘酒、酒精消毒腹部皮肤，左手持眼科镊提起腹中部，用解剖剪在皮肤上剪5mm长的小口，将皮肤朝头尾方向剥开，暴露腹壁。

5. 用眼科镊提起腹壁，避开血管剪一小口，用5ml注射器（带9号针头）或毛细吸管吸取腹腔液，滴于载玻片上，每片2～3滴，并滴加等量的1%鸡红细胞悬液于载玻片上，充分混匀。

6. 将玻片置于湿盒内，放置于37℃水浴箱内35～45min，其间轻晃动玻片2次。

7. 取出后，将载玻片在生理盐水中漂洗2次，洗去未吸附在玻片上的细胞，待其自然干燥。

8. 瑞氏染色

（1）于玻片上滴加瑞氏染色液覆盖涂片，染色1min。

（2）滴加相当于染色液1.5倍量的pH6.8磷酸盐缓冲液（可用蒸馏水代替）于涂片上，轻摇玻片，混匀染色液，孵育8～10min。

（3）流水冲洗，待干后用油镜观察结果。

【结果】

经瑞氏染色后，镜下可见巨噬细胞，其核较大，呈椭圆形、肾形或马蹄形；核染色质比较疏松，染成淡紫蓝色，胞质染成浅灰蓝色，如有吞噬作用发生，可见巨噬细胞胞质中有一个以上的有核鸡红细胞。如果吞噬的鸡红细胞较多，则巨噬细胞核被挤到一侧，其形态不典型。随机计数100个巨噬细胞，分别计数吞噬有鸡红细胞的巨噬细胞数和被吞噬的鸡红细胞总数。吞噬百分率和吞噬指数增高，表明机体大吞噬细胞的吞噬能力强，反之则吞噬能力弱。

$$吞噬百分率=\frac{吞噬鸡红细胞的巨噬细胞数}{100个巨噬细胞}\times100\%$$

$$吞噬指数=\frac{100个吞噬细胞中所吞噬的鸡红细胞数}{100个巨噬细胞}$$

此外，在计数时，应同时注意鸡红细胞被消化的程度，分为4级：

Ⅰ级：未消化，胞质浅红色或浅黄绿色，胞核浅紫红色。

Ⅱ级：轻度消化，胞质浅黄绿色，胞核固缩，染成紫蓝色。

Ⅲ级：重度消化，胞质淡染，胞核染成浅灰黄色。

Ⅳ级：完全消化，巨噬细胞内只见形状似红细胞大小的空泡。边缘整齐，核隐约可见。

二、中性粒细胞的吞噬作用（体内法）

【材料】

1. 白色葡萄球菌菌液（3×10^8个/ml），将白色葡萄球菌菌液接种于营养琼脂斜面上，37℃培养18～24h，用无菌生理盐水洗下培养物，经麦克法兰（McFarland）比浊法配成3×10^8个细菌/ml的悬液备用。

2. 清洁载玻片、无菌注射器（1ml），6号、9号针头。

3. 无菌肉汤。

4. 小鼠（雌雄随机）体重20g左右。

5. 瑞氏染色液，pH6.8磷酸盐缓冲液（或蒸馏水）。

【方法】

1. 于实验前1h给小鼠腹腔内注射1ml肉汤，诱导浆液渗出。

2. 用带6号针头的注射器给小鼠腹腔内注射白色葡萄球菌菌液1ml，让小鼠活动。

3. 分别在注射菌液30～45min后按前述方法处死并剖开小鼠，用带9号针头的注射器或毛细吸管抽取腹腔液涂片，自然干燥。

4. 瑞氏染色后，用油镜观察。

【结果】

中性粒细胞的细胞核染成深紫红色，核分2～5叶，细胞质染成淡粉红色，白色葡萄球菌染成深紫色。随机计数100个中性粒细胞，分别计数吞噬有细菌的吞噬细胞数和所吞噬的细菌总数，按前述公式分别计算出吞噬百分率和吞噬指数。

三、硝基蓝四氮唑还原试验

【原理】

中性粒细胞在杀菌过程中能量消耗剧增，耗氧量增加，葡萄糖己糖磷酸旁路代谢的活力增强，此时如加入硝基蓝四氮唑（nitroblue tetrazolium，NBT），葡萄糖分解的中间产物葡糖-6-磷酸氧化所脱的氢可被NBT接受，NBT被还原，从淡黄色变成蓝黑色的点状或块状颗粒，沉积于胞质中，称为NBT阳性细胞。

【材料】

1. 清洁小试管（15mm×100mm），载玻片，毛细吸管。

2. 肝素抗凝的人外周血。

3. 生理盐水。

4. NBT试剂　0.28%NBT（生理盐水配制）0.6ml，牛血清0.5ml，生理盐水0.3ml的混合液。

5. 瑞氏染色液。

6. 37℃水浴箱。

【方法】

1. 于清洁载玻片上滴加1滴肝素抗凝的人外周血标本，于湿盒内放置10min，在此期间中性粒细胞可黏附在载玻片上。

2. 用生理盐水轻轻冲洗玻片，冲去未黏附的细胞，并用吸水纸吸去多余的水分。

3. 于标本上加1滴NBT试剂，放置于湿盒内，于37℃水浴中反应20min，取出载玻片，自然干燥。

4. 瑞氏染色，油镜镜检。

【结果】

中性粒细胞胞质中出现点状或块状蓝黑色沉淀物的为NBT阳性细胞。计数100个中性粒细胞，求出NBT阳性细胞百分率。百分率越高，表明中性粒细胞的吞噬功能越强。当机体受细菌感染时，NBT阳性细胞增多；受病毒感染时，NBT反应一般正常。

【注意事项】

1. 在试验过程中玻片不能干，否则吞噬作用将不能进行。

2. 在染色前，玻片上的标本一定要自然干燥，不宜加热烘干，否则细胞会固缩而影响细胞形态。

3. 瑞氏染色时染色液与磷酸盐缓冲液的比例一定要合适。

思 考 题

1. 为什么说吞噬细胞是机体抗感染的重要防线？如果吞噬功能丧失，对机体会有什么影响？

2. 为何可做NBT还原试验以区别受试者是受细菌感染还是受病毒感染？

实验八　溶菌酶的溶菌作用

【原理】

溶菌酶主要是由吞噬细胞合成并分泌的一种小分子碱性蛋白质,属乙酰氨基多糖酶。其具有高等电点,能与细菌牢固结合,并水解细菌细胞壁肽聚糖,使细菌死亡或裂解,主要作用于革兰氏阳性菌。

机体的泪液、唾液、痰、鼻腔分泌物及血清中均含有丰富的溶菌酶,检测体液溶菌酶水平在一定程度上反映单核巨噬细胞系统的功能状态。

溶菌酶的溶菌活性可通过对革兰氏阳性微球菌的裂解作用测定。本试验进行唾液溶菌酶溶菌活性的测定,介绍纸片法。

【材料】

1. 无菌pH6.4 0.15mol/L PBS溶液、5mol/L KOH溶液,溶菌酶标准品。

2. 微球菌普通琼脂斜面26～36h培养物。

3. 受检者唾液。

4. 3%琼脂(pH6.4 0.15mol/L PBS溶液配制)。

5. 1ml、5ml无菌吸管,无菌毛细吸管、平皿、无菌滤纸片(直径4mm)、塑料小杯、小镊子、37℃恒温培养箱等。

【方法】

1. 含微球菌琼脂平板的制备　取无菌熔化的3%琼脂10ml,待冷至60～70℃时加入5ml预热的微球菌菌液,迅速混匀,倾注于无菌平皿内,平放待凝。

2. 收集唾液标本置于塑料小杯内。

3. 溶菌酶标准品的配制　称取溶菌酶干粉5mg,使其溶解于0.15mol/L pH6.4磷酸盐缓冲液5ml内,即获得1000μg/ml溶菌酶溶液。然后将其作1:5、1:10、1:20、1:40和1:80倍比稀释,成为每毫升含200μg、100μg、50μg、25μg和12.5μg的标准溶菌酶液。

4. 取滤纸片分别置于标准溶菌酶液、待检标本(唾液)和生理盐水(阴性对照)中浸透。

5. 用记号笔在含微球菌的琼脂平板底面先做好标记,再用小镊子分别夹取含不同浓度溶菌酶的滤纸片及含待测标本或对照的纸片,小心平贴于琼脂表面。

6. 置平板于37℃恒温培养箱中18～24h后观察结果。

【结果】

观察滤纸片周围是否出现透明的溶菌环,并用游标卡尺测量溶菌环直径。以溶菌酶标准品的浓度为横坐标,相应浓度溶菌环直径的均值为纵坐标,在半对数坐标纸上绘制标准曲线，并根据检测样品的溶菌环直径。从标准曲线上找出其相应溶菌酶浓度，乘以样品的稀释倍数，则可对标本中所含溶菌酶做定量测定。

【注意事项】

1. 滤纸片应吸收足够的标准品或样品，但不能成滴溢出。

2. 最好在每个琼脂平板上都放有不同浓度的标准品滤纸片，可以尽量减少平板间的结果误差。

思 考 题

1. 溶菌酶的溶菌作用有何生物学意义？

2. 溶菌酶的定量测定有何意义？

实验九　免疫细胞分离技术

一、外周血单个核细胞分离

外周血单个核细胞（peripheral blood mononuclear cell，PBMC）包括淋巴细胞和单核细胞。PBMC是免疫学实验最常用的细胞，从外周血分离PBMC是进行T、B细胞分离纯化过程的重要中间环节。因此，获取高纯度和有活性的PBMC常常是许多免疫学实验的先决条件。

【原理】

PBMC在其体积、形状和比重方面与外周血中其他细胞有差异。红细胞和多形核白细胞的比重（1.092±0.001）比PBMC的比重（1.075～1.090）大。因此，利用一种比重介于1.075～1.092之间的等渗溶液（分离液）作密度梯度离心，使不同比重的细胞按不同的密度梯度分布，从而可使PBMC从血细胞中分离出来。利用本方法，人淋巴细胞回收率为80%～90%，淋巴细胞纯度约为90%，用于不同动物的淋巴细胞分离液的比重不同，如大鼠的为1.087，小鼠和豚鼠的为1.085。

粒细胞和红细胞的比重大于PBMC，同时接触高分子聚蔗糖的红细胞会发生凝聚而使体积增大，故粒细胞和红细胞在一定离心场中的沉降速度要快于PBMC，从而使PBMC得以分离。

【材料】

1. 淋巴细胞分离液　即聚蔗糖泛影葡胺分层液（比重1.077±0.001）。

2. 肝素抗凝剂（20U/ml），水平离心机、毛细吸管等。

3. 0.4%台盼蓝染液　按附录三（二）配制后用生理盐水稀释至0.4%使用。

4. pH7.2～7.4 Hank液。

【方法】

1. 取静脉抗凝血，用pH7.2～7.4 Hank液将抗凝血做2～3倍稀释。

2. 取淋巴细胞分离液4ml加入15ml灭菌离心管内。

3. 用毛细吸管取稀释血液，在距分离液面上1cm处，沿试管壁徐徐加入，使稀释血液重叠于分离液上。稀释血液与分离液体积比例为（2～3）：1（图9-1A）。

4. 水平离心机离心（2000r/min 20min），离心后细胞分布如图9-1B所示，绝大多数PBMC悬浮于血浆与分离液的界面上，呈白膜状。用毛细吸管轻插至白膜层上方2mm处，沿试管壁周缘吸出界面层细胞，移入另一试管中。

5. 加入5倍以上体积的Hank液PBS溶液（含1%牛血清白蛋白，BSA）离心（1500r/min）5～10min，洗涤3次，尽量除去血小板。

6. 最后将细胞重悬于淋巴细胞培养液中。

【结果】

细胞计数取细胞悬液0.1ml，加等量0.4%台盼蓝染色液，混匀，吸取1滴，加入血细胞计数板内，使悬液充满计数室，按白细胞计数方法计数四大格内的活细胞（死细胞蓝染）数目，按下法计算细胞浓度：

$$细胞浓度（细胞数/原液体积）=\frac{4大格细胞总数}{4}\times 10^4 \times 稀释倍数$$

所得：PBMC总数=细胞数浓度×细胞悬液体积（ml）

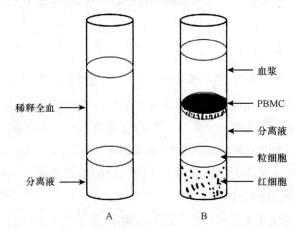

图9-1　密度梯度离心前后的细胞分布

二、T、B细胞的分离纯化

T细胞、B细胞及T细胞亚群的分离纯化技术是基于细胞的膜表面分子的差异性而建立的。

（一）E花环分离法

【原理】

人类T细胞表面有能与绵羊红细胞相结合的受体（E受体，CD2），故人类T细胞与绵羊红细胞相结合形成E花结。E花结形成细胞较其他细胞体积和比重大，可通过速率沉降（rate sedimentation，即体积分离）或平衡沉降（equilibrium sedimentation，即密度分离）将T细胞与B细胞加以分离。正常外周血淋巴细胞形成的E花结在37℃时稳定性较差，采用还原剂*S*-（2-氨乙基）异硫脲氢化物[*S*-（2-aminoethyl）-isothiouronium bromide，AET]或神经氨酸酶（neuraminidase，NM）预处理绵羊红细胞，可使T细胞形成大的花结，花环形成快速、形成率高而且结合牢固。经分离液密度梯度离心后，E花结形成细胞（T细胞）沉于管底，E花结未形成细胞（B细胞和巨噬细胞）则在分离液的界面。将E花结形成细胞用低渗液处理、溶解绵羊红细胞，即可得纯的T细胞。

【材料】

1. 试管、毛细吸管、水浴箱、水平离心机等。

2. 阿氏液、新鲜绵羊抗凝血、PBS溶液、神经氨酸酶、Tris-氯化铵溶液（1moL/L氯化铵以9∶1与0.17mol/L Tris溶液混合，调pH为7.2过滤，于4℃存放）、RPMI-1640培养液等。

【方法】

1. 用神经氨酸酶处理SRBC分离T细胞法

（1）神经氨酸酶处理的绵羊红细胞的制备：取用阿氏液对倍稀释的绵羊血20～30ml，用PBS溶液洗涤3次并离心（2000r/min 5min）。末次洗涤后将绵羊红细胞重悬在20ml RPMI-1640培养基中，加入0.5ml神经氨酸酶（1U/ml），然后置于37℃水浴箱中孵育30min，再用PBS溶液洗涤SRBC 2次。末次洗涤弃上清后，按10%（V/V）加入RPMI-1640培养液于试管内混匀，置于4℃可存放2周左右。

（2）分离T细胞与B细胞：将（3.0～4.0）$\times 10^6$个淋巴细胞重悬在4ml RPMI-1640培养液中，加入1ml 10%（V/V）神经氨酸酶处理过的绵羊红细胞悬液，混匀。将上述5ml细胞悬液叠加在3ml淋巴细胞分离液上，作密度梯度离心，1500～2000r/min离心20min，吸出界面云雾状细胞群，是未形成E花环的细胞，即B细胞群；沉淀于管底的E花环阳性细胞为T细胞群。

2. 用AET处理的SRBC分离T细胞法

（1）称402mg AET，溶于双蒸水10ml中配成0.14mol/L溶液，用4mol/L氢氧化钠溶液调pH至9.0，现用现配。

（2）取离心洗涤后的SRBC，按血细胞比容1∶4的比例加入0.14mol/L AET溶液，充分混匀；37℃孵育15min，每5min摇匀1次。

（3）用PBS溶液或Hank液洗SRBC 5次，用RPMI-1640培养液配成1%（V/V）细胞悬液。

（4）取（2～3）$\times 10^6$个/ml淋巴细胞悬液与等体积的经1%AET处理的绵羊红细胞悬液混合，37℃孵育15～20min，每5min摇匀1次。低速离心（500r/min 5min），4℃孵育40～45min；将该细胞悬液预热至20℃，叠加于淋巴细胞分离液上作密度梯度离心分离，1500～2000r/min 20min（余后步骤同神经氨酸酶处理SRBC分离T细胞法步骤）。

【注意事项】

（1）CD2分子在第三群淋巴细胞即大颗粒淋巴细胞（LGL）中也有10%～80%的表达。因此，用此法分离的淋巴细胞难免混杂大颗粒淋巴细胞。必要时可用Percoll非连续性密度梯度离心，将T细胞与大颗粒淋巴细胞加以分离。

（2）AET处理的绵羊红细胞悬液于4℃可存放1周，但绵羊红细胞悬液有溶血者不宜使用。

（3）小牛血清用绵羊红细胞吸收后使用，可去除小牛血清中的凝集素，从而提高分离率。

（二）尼龙毛分离法

【原理】

巨噬细胞和B细胞可黏附于尼龙毛（nylon wool，聚酰胺纤维）的表面，T细胞因无黏附作用，可以先从尼龙毛洗出，以此可分离T细胞和B细胞。

【材料】

1. 试管、毛细吸管、离心机、尼龙毛（尼龙纤维，上海化纤九厂，3D尼龙-6短纤维）、10ml注射器等。

2. Hank液，人外周血单个核细胞（PBMC）悬液，RPMI-1640培养液等。

【方法】

1. 尼龙毛柱的制备

（1）将尼龙毛置入烧杯内，加双蒸水煮沸10min，将尼龙毛置入漏斗内滴干；重复上述过程6次，最后两次用去离子水（国产的尼龙毛事先需用0.2mol/L HCl浸湿数小时，用双蒸水冲洗后，再用上述方法处理）。

（2）称取尼龙毛，将其仔细撕开，梳整，使其分散均匀，装入注射器内，高压灭菌（可根据过柱的细胞总数来确定注射器的大小及尼龙毛的重量），见表9-1。

（3）用前，将柱内尼龙毛用37℃预温的RPMI-1640培养液浸湿，于37℃静置30min。用Hank液和RPMI-1640培养液各5ml洗柱，流速2ml/10s。

2. 1×10^8个PBMC重悬在1~2ml细胞培养液内，将细胞悬液装入柱，水平置于37℃孵育60min。

3. 用37℃预温的含20%FCS的RPMI-1640培养液洗脱柱2次，流速为1滴/s。洗脱液中富含T细胞。

4. 用冷的RPMI-1640培养液洗脱柱2次，边洗边挤压，洗脱液中富含B细胞。

【注意事项】

1. 尼龙毛可回收利用，用过的尼龙毛可用生理盐水漂洗，然后放入0.1mol/L盐酸内过夜，洗涤程序同前。

2. 此分离法T细胞的回收率为20%~30%，细胞纯度可达90%以上，且活性不受影响。

表9-1　装尼龙毛所用的注射器的大小和尼龙毛的重量

细胞数量	注射器容量（ml）	尼龙毛重量（g）	尼龙毛在注射器内体积刻度（ml）
1×10^8	10~12	0.6	6
3×10^8	35	1.6	18
4×10^8	35	2.4	24

三、吞噬细胞的分离

【原理】

利用吞噬细胞的比重特点，通过Ficoll-Hypaque密度梯度分离法，或利用对皮肤或腹腔的刺激，吸引巨噬细胞向刺激部位游走的特性，在体外或体内分离获得巨噬细胞。

【材料】

1. 10%斑蝥酒精浸出液。

2. 高压灭菌液体石蜡。

3. 碘酒、酒精、消毒棉签、纱布、滤纸、无菌注射器（1ml）、4号针头等。

4. 小鼠。

【方法和结果】

1. 斑蝥贴敷法分离人巨噬细胞

（1）将志愿者前臂内侧皮肤表面消毒。

（2）用滤纸蘸取斑蝥酒精浸出液，贴敷在经消毒过的皮肤表面。

（3）用消毒纱布盖在贴敷处，并用胶布固定。

（4）48h后暴露贴敷处的皮肤，局部可形成水疱。

（5）用带4号针头的无菌注射器抽取水疱中的组织液，其内含较纯的巨噬细胞。

2. 小鼠腹腔注射法获得巨噬细胞

（1）用无菌注射器吸取无菌液体石蜡注射到经皮肤消毒的小鼠腹部，必须注入腹腔。

（2）3～4天颈椎脱臼处死小鼠，暴露腹部，用含5%小牛血清的RPMI-1640培养液5ml注射腹腔，从冲洗出的腹腔液中可获得含量为70%～80%的巨噬细胞。

3. 密度梯度分离法分离中性粒细胞　参照密度梯度分离法分离淋巴细胞的方法，用比重为1.095～1.114的Ficoll-Hypaque溶液对肝素抗凝的外周血进行分离，可分离出两层较密集的白细胞层，下层即可获纯度较高（95%以上）的中性粒细胞。

思 考 题

1. 能用哪些方法分离外周血淋巴细胞？

2. E花结分离法将T、B细胞分离纯化的依据是什么？

实验十　淋巴细胞的检测

一、免疫酶染法（APAAP法）

T细胞是异质性的细胞群体，按其表型和功能的不同，可分为若干亚群。其中CD4[+]T细胞与CD8[+]T细胞是重要的免疫细胞。检查这两个亚群细胞的百分率及二者的比值，有助于了解机体的免疫状态及其相关疾病的诊断或探讨其发病机制。本试验介绍适用于检测T细胞及其亚群的碱性磷酸酶-抗碱性磷酸酶（APAAP）桥联免疫酶染法。

【原理】

利用抗原与抗体分子特异性结合的基本原理，通过使用抗CD分子的单克隆抗体，来鉴定淋巴细胞膜表面的特异性CD分子（抗原），用于判断/区分淋巴细胞的种类及亚群。T细胞均表达CD3分子，正常情况下其中仅表达CD4分子的T细胞亚群占外周血T细胞总数的65%，而仅表达CD8分子的T细胞亚群占外周血T细胞总数的35%。通过分析不同T细胞亚群的百分率及比例，可判断机体的免疫状态，有助于免疫缺陷病、自身免疫病及移植排斥反应等疾病的诊断及监测。

【材料】

1. APAAP法T细胞亚群检测试剂盒。

2. 抗人T细胞亚群单抗混合液（包括抗CD3、抗CD4和抗CD8单抗），为组织培养上清原液，无须稀释使用。

3. 羊抗鼠IgG稀释液。

4. APAAP复合物，为鼠抗碱性磷酸酶抗体和牛肠碱性磷酸酶复合物。

5. 用淋巴细胞分离液制备的待检淋巴细胞悬液。

6. 底物坚固红溶液，需用底物缓冲液配制。底物缓冲液A液为含有定量左旋咪唑和$MgCl_2$的pH8.2 0.1mol/L Tris-HCl缓冲液。B液含萘酚AS-BI磷酸盐2mg。使用前将A液和B液各1瓶混合，剩余的缓冲液于4℃可保存2个月，或-20℃可保存半年。

7. Mayer苏木精复染液，用于核染色。

8. 贴片剂、划圈剂、封片剂、37℃恒温培养箱。

9. 0.1%戊二醛固定液、PBS溶液。

10. 玻片、毛细吸管等。

【方法】

1. 用棉签蘸取贴片剂均匀涂于载玻片上，形成薄层，待干。

2. 将分离好的淋巴细胞试管倒置，尽量去掉上层液，利用剩余的少许液体，混匀细胞，并滴于玻片上，用毛细吸管尽量吸去玻片上的液滴，玻片上仅剩一薄层细胞，快速吹干；也可用推片法制备涂片。如果空气湿度很大时，可将标本置于37℃恒温培养箱中1～2h，使涂片贴附更牢固。标本如不及时染色，干燥后用铝箔纸或塑料纸包起来密闭防潮，室温中可保存3～5天，–20℃可保存6～12个月。如从冷冻状态取出，必须待其恢复至室温后再开包。

3. 室温干燥2h以上或过夜的细胞涂片标本用划圈剂在标本外周划圈，然后加戊二醛固定液于标本上，固定1～2min后，用PBS溶液洗去固定液。

4. 加抗T细胞亚群单抗混合液10～15pl于标本上，放置于湿盒内20～30min，以防止抗体蒸发，用0.1mol/L pH7.2 PBS溶液洗3次。

5. 加羊抗鼠IgG稀释液10～15μl，置于湿盒内20～30min。用0.1mol/L pH7.2 PBS溶液洗3次。

6. 加APAAP复合物10～15μl，室温于湿盒内20～30min，用0.1mol/L pH7.2 PBS溶液洗3次。

7. 加碱性磷酸酶底物显色。按比例将临时用底物缓冲液制备的坚固红溶液20～40μl加于标本上，室温显色15～30min。在低倍镜下观察，可见到细胞膜上出现红色标记物。若显色效果明显时可用自来水洗，以终止显色。

8. 加Mayer苏木精复染液1滴复染1～2min，自来水冲洗。若核着色深而影响观察时，可用1%HCl褪色5～10s，再用自来水冲洗。

9. 加1滴生理盐水于标本上，加盖玻片后用高倍镜观察。如标本需长期保存，可加1滴封片剂（临时置于热水浴中熔化）于标本上或盖玻片上，封片，镜检。

【结果】

高倍镜下观察，胞核呈蓝色，表面有红色标记物的细胞为与所用单抗相一致的阳性细胞，无红色标记物的细胞为阴性，计数100～200个单个核细胞，计算阳性细胞百分率。

T细胞亚群及其比值的正常范围：$CD3^+$、$CD8^+$占细胞20%～30%；$CD4^+$与$CD8^+$正常比值一般为1.5～2.0。

二、T细胞亚群免疫组化（SAP法）

【原理】

根据细胞表面的标志分子，利用单克隆抗体可将淋巴细胞分为不同的功能亚群。CD3是总T细胞的标志，CD4是辅助-诱导功能T细胞，CD8是抑制-细胞毒功能T细胞。该试剂盒通过生物素二抗与碱性磷酸酶-链霉卵白素叠加起来，再借助碱性磷酸酶可以使底物显色的特点，从而使多个碱性磷酸标记于组织上的第一抗体识别的抗原部位上，可以推断待检抗原的存在及分布。该试验主要用于检测机体免疫功能和状态，以及为某些疾病的相关性提供参数。SAP法比传统的APAAP法更为简便、省时、敏感和特异。

【试剂】

1. 鼠抗人CD3工作液。

2. 鼠抗人CD4工作液。

3. 鼠抗人CD8工作液。

4. 碱性磷酸酶-链霉卵白素。

5. 羊抗小鼠-生物素标记物工作液。

6. 底物液。

7. 坚固红溶液。

8. Mayer苏木精复染液。

9. 0.5%氨水。

保存条件：2～8℃保存，请勿反复冻融，有效期1年。坚固红溶液要密封防潮（可置于干燥器中，0℃以下储存，使用后要拧紧瓶盖，取用后请立即放回冰箱）。

（一）标本制备

1. 涂片用的玻璃片要清洁（最好经过酸或酒精处理，用布擦干净）。

2. 单个核细胞涂片的制备方法　取抗凝血2ml，离心600r/min 15min，取上层血浆于另一管中离心1800r/min 5min备用（将血小板离下去）。用PBS溶液将试管中的血稀释2～3倍混匀，沿试管壁缓缓加入3ml淋巴细胞到分离液面上（使两液间保持清晰界面），离心1500r/min 25min；吸取白色的单个核细胞层和少许红细胞于另一个试管，加入5ml PBS溶液混匀，离心1500r/min 5min，弃上清，将备用的血浆加入单个核细胞内混匀，离心1500r/min 5min，去掉血浆，试管内留约20μl细胞悬液，混匀，取5μl细胞悬液推片。

3. 标本保存　制备好的标本在室温中干燥2h以上再进入染色。如不及时染色，标本用纸包好放入干燥器内（要防止受潮以免抗原丢失）。标本在室温可保存3天，4℃可保存1周，-20℃可保存6～12个月。

4. 若标本在4℃或-20℃保存，应先将标本恢复至室温后，将其置于湿盒中进行后续免疫组化的染色[具体染色步骤见（二）实验方法]。

（二）实验方法

1. 标本放入固定液（甲醇：丙酮=1：1）中固定90s，晾干，做好标记。

2. 滴加一抗工作液10～15μl（盖满标本）室温60～90min。用PBS溶液先淋洗标本，再浸泡2次，每次5min。

3. 滴加羊抗小鼠-生物素标记物工作液10～15μl（盖满标本）30min，室温。用PBS溶液先淋洗，再浸泡2次，每次5min。

4. 滴加碱性磷酸酶-链霉卵白素工作液10～15μl（盖满标本）30min，室温。用PBS溶液先淋洗，再浸泡2次，每次5min。

5. 显色　取1ml底物液溶解1mg坚固红溶液（现用现配）滴加适量液体于标本上，显色10~30min（在低倍镜下观察，待细胞膜上出现明显的红色标记），用自来水冲净、晾干。

6. Mayer苏木精复染液复染3~5min，自来水冲洗。用0.5%氨水返蓝5s，自来水冲净，晾干。

7. 标本如需长期保存，请用明胶甘油封片。

【结果观察】

细胞核呈蓝色，细胞表面有红色标记的为阳性细胞、无红色标记的为阴性细胞。在高倍镜下计数100~200个淋巴细胞，计算阳性细胞百分率。

附：健康人外周血淋巴细胞正常值

CD3阳性细胞占60%~80%（70.62%±4.43%），CD4阳性细胞占35%~55%（42.83%±4.10%），CD8阳性细胞占20%~40%（30.59%±4.66%），$CD4^+/CD8^+$为1.0~2.0（1.46%±0.25%），此值仅供参考。

思 考 题

1. T细胞有哪些重要的膜表面分子？

2. 试述不同T细胞亚群的生理意义。

实验十一　T、B细胞膜受体的检测

一、T细胞E受体的检测——E花环试验

【原理】

T细胞膜表面有E受体-绵羊红细胞受体。当人淋巴细胞与绵羊红细胞混合并紧密接触时，绵羊红细胞可作为配体结合到T细胞周围，形成光学显微镜下能见到的E花结，B细胞不含此受体。E受体就是用抗CD单抗能检测出的CD2抗原。E受体有高亲和力与低亲和力两类。高亲和力E受体可用Ea花结检出，低亲和力E受体则需用Et花结才能检出。有高亲和力E受体的淋巴细胞与较低比例的绵羊红细胞混合，经低速离心沉淀，不需低温共育，就能迅速形成Ea花结，能反映T细胞的体内功能活性，用以表示机体细胞免疫功能和动态变化；Et花结则代表被检外周血中T细胞的总数和百分率，一般不反映机体的细胞免疫功能。

【材料、方法和结果】

1. Et花环试验

（1）按实验九方法分离人外周血单个核细胞，计数配成2.5×10^6个/ml。

（2）取保存于阿氏液中的SRBC 5ml，用Hank液洗涤3次后，取用少量，经适当（约200倍）稀释后滴于红细胞计数板内，镜下计数，配成1.8×10^8个/ml。

（3）分别取0.1ml淋巴细胞悬液（2.5×10^6个/ml）和0.1ml绵羊红细胞（SRBC）悬液（1.8×10^8个/ml），加于1支圆底小试管内，充分混匀后，置于37℃水浴箱中10min。

（4）取出后，500r/min 5min，4℃过夜。

（5）用毛细吸管吸取大部分上清液弃去。轻弹试管，悬起细胞，加1滴0.8%戊二醛液（用Hank液配制），静置5min。

（6）将细胞悬液倾于载玻片上，并轻轻涂布使面积为$1 \sim 2 cm^2$；于室温或37℃恒温培养箱下使涂片干燥。HE染色，镜检。

（7）淋巴细胞膜上凡有3个以上绵羊红细胞紧密附着者，为Et花结形成细胞；油镜计数200个淋巴细胞中的Et花结数，计算出Et花结百分率。健康人外周血Et花结百分率为60%～70%。

2. Ea花结试验

（1）将Et花结试验用的SRBC稀释3倍，制成6×10^7个/ml。

（2）于圆底小试管内加入0.1ml待检的淋巴细胞悬液（2.5×10^6个/ml）和0.1ml SRBC（6×10^7个/ml）混合后，立即以500r/min离心5min。

（3）弃去大部分上清液，轻悬起细胞，加滴0.8%戊二醛液固定，静置5min。

（4）其余各项操作均按Et花结试验中（6）（7）项进行，计数Ea花结百分率。健康人Ea花环百分率为20%～30%。

【实验结果记录】

将镜下所见花结形成细胞绘图，注意大小比例。

二、B细胞FcγR的检测——Ea花环

【原理】

B细胞膜上有FcγR，IgG类抗体与其相应抗原形成的免疫复合物可通过抗体分子的Fc段结合到B细胞的FcγR上。本试验用SRBC（E）及其亚凝集剂量的相应抗体（A）所形成的复合物作为指示，观察该Ea复合物附着在有FcγR的细胞上形成Ea花环的现象。由于Mφ、PMN及NK细胞等均有FcγR，所以形成Ea花环不是B细胞独有的特性。但这些细胞与B细胞能从形态学上区分，所以，能以形成Ea花环的淋巴细胞作为检测B细胞的依据。

健康人外周血淋巴细胞Ea花环率约为20%。

【材料、方法和结果】

1. SRBC　用Hank液将洗涤过的SRBC依血细胞比容配成2%浓度。

2. 溶血素（兔抗SRBC血清）亚凝集效价的滴定

（1）用毛细吸管吸取生理盐水，滴在画有小格的清洁干燥的玻板上，每小格（4cm²）内加2滴，共做20格。

（2）尽量吹干该毛细吸管，取溶血素，放2滴在第一格生理盐水内；洗净该吸管，并用其将第1格内的溶血素混匀，然后依次等倍稀释，直至第19格，并从中弃去2滴；最后一格留作空白对照。

（3）换用相同内径的毛细吸管，从对照格开始，加2%SRBC于每格内，各加2滴。然后从第19格开始，依次用竹签将SRBC与溶血素混匀。

（4）于室温下15～30min内观察结果。以出现红细胞凝集现象的溶血素最高稀释度定为凝集效价。若效价是1∶640，则其次一个溶血素的稀释度1∶1280为亚凝集效价。

3. Ea复合物的制备

（1）取2% SRBC 1ml和按亚凝集效价稀释的溶血素1ml，在试管内混匀，置于37℃水浴中15min。

（2）将混合物1500r/min，离心10min，沉淀物用Hank液洗涤3次，每次1000r/min 10min，弃上清。

（3）用Hank液1ml重悬沉积物，即得到免疫复合物Ea悬液。

4. Ea花环形成试验

（1）在圆底试管内加入淋巴细胞（2.5×10⁶细胞/ml）0.1ml和Ea悬液0.1ml，混匀后置于37℃水浴中5min。

（2）水平离心500r/min 5min后静置于室温20min。

（3）吸去大部分上清后，轻摇试管悬起细胞，加1滴0.8%戊二醛液进行固定，涂片，干燥后用HE染色法染色，镜检。

5. 计数200个淋巴细胞中形成Ea花结的细胞数，计算Ea花结百分率。

三、C3bR检测EAC花结

【原理】

B细胞膜上有补体受体CR1。当免疫复合物与外加的补体反应时，能从经典途径激活补体，产生C3b，于是C3b结合到免疫复合物上，并通过C3b与有CR1的细胞结合。如采用SRBC和其相应抗体形成的Ea复合物进行试验，则形成的EAC3b复合物会结合到有CR1的细胞上，制片后在显微镜下观察，可见部分淋巴细胞表面有绵羊红细胞紧密附着。凡有3个以上红细胞附着的淋巴细胞就称为EAC花结形成细胞，即B淋巴细胞。健康人外周血形成EAC花结的淋巴细胞占淋巴细胞总数的12%～15%。

【材料、方法和结果】

1. 按本实验二中"Ea复合物的制备"，制备Ea复合物。

2. 将Ea复合物与适量小鼠来源的补体混合，置于37℃水浴中30min取出。

3. 离心弃上清，用Hank液洗沉淀物3次，以除去未结合的补体。

4. 取0.1ml淋巴细胞悬液（2.5×10^6个/ml）和0.1ml EAC复合物在试管内混匀，置于37℃水浴中30min。

5. 500r/min 5min，置于4℃冰箱过夜。

6. 按上述方法制片、干燥、HE染色、镜检。

7. 计数100个淋巴细胞中形成EAC花结细胞的百分率。

四、B细胞SmIgM的检测

【原理】

用荧光素标记的抗IgM抗体在一定条件下与B细胞表面的SmIgM特异结合，结合于细胞表面的荧光素，在一定波长光激发照射下，发出一定波长的荧光，借此可用荧光显微镜或流式细胞仪检测到与荧光抗体特异性结合的B细胞表面标志。

【材料和方法】

1. 抽取人静脉血10ml，肝素（25U/ml）抗凝液置于50ml离心管，加入等量（pH7.2）PBS溶液，混匀。

2. 用吸管从管底缓缓加入淋巴细胞分离液10ml，1500r/min 30min。

3. 取界面层细胞，置于1支洁净的50ml离心管中，用PBS溶液洗涤2次，每次1500r/min 5min。

4. 用少量PBS溶液悬起细胞，计数，再用PBS溶液调整细胞浓度至 1×10^6 个/ml。

5. 取1ml细胞悬液，1500r/min 5min，弃上清。

6. 各离心管中分别加入0.1ml最佳稀释度的小鼠抗人SmIgM单抗，充分混匀。

7. 置于冰浴中30min。

8. 悬起细胞，加入4℃预冷的洗涤液1ml（洗涤液配制：0.5mol/L pH7.2 PBS溶液，内含2%小牛血清和0.02%叠氮化钠）混匀，再加预冷洗涤液4ml，混匀。

9. 4℃条件下，1500r/min 5min，弃上清；把试管倒置于吸水纸上，尽量除去上清液。

10. 重复8和9项操作1次。

11. 加入0.1ml最佳稀释度的羊抗小鼠Ig荧光抗体，振荡混匀。

12. 置于冰浴中30min。

13. 重复8和9项操作3次。

14. 若作荧光镜检，每管中加入4℃预冷的细胞重悬液0.2ml（细胞重悬液配制：0.15mol/L pH7.2的PBS溶液，内含0.02%叠氮化钠）振荡悬起细胞，置于冰浴中待检。若作流式细胞仪检查，则每管加入4℃预冷的细胞重悬液0.5ml，振荡悬起细胞，置于冰浴中待检。

【结果】

在荧光显微镜下观察时所见到的发出明显荧光的细胞为B细胞。

思 考 题

1. Ea和Et花结各有什么意义？
2. 可通过哪种试验检测B细胞的FcγR和CR1？

实验十二 淋巴细胞转化试验

一、形态学方法

【原理】

T细胞表面有丝裂原-植物血凝素（phytohemagglutinin，PHA）受体，将人外周血或分离的淋巴细胞与PHA混合，在体外培养一定的时间，由于PHA激发多克隆T细胞转化，取培养细胞涂片染色镜检，可见到转化为体积较大的淋巴母细胞或细胞分裂现象，计数200个淋巴细胞，计算出转化细胞的百分率，即为淋巴细胞转化率。淋巴细胞转化率的高低可反映人体细胞免疫水平，常作为检测机体细胞免疫功能的指标之一，淋巴细胞转化率正常值为60%～80%。

形态学方法简便易行，但结果受操作和主观判断的影响较大。

【材料】

1. PHA溶液 称取PHA，用RPMI-1640基础培养液配成500～1000μg/ml。

2. 20%RPMI-1640培养液 无菌RPMI-1640培养液中加入20%小牛血清、青霉素（100U/ml）和链霉素（100μg/ml），用3.5% $NaHCO_3$调节至pH7.2～7.4，无菌分装，4℃备用。

3. 淋巴细胞分离液。

4. 抗凝用肝素钠溶液（50U/ml）。

5. CO_2培养箱、离心机、超净工作台、组织培养箱、无菌过滤装置、显微镜、毛细吸管等。

【方法】

1. 取肝素抗凝血1～2ml，无菌操作加入等量20%RPMI-1640培养液。

2. 按淋巴细胞分离技术，用淋巴细胞分离液分离淋巴细胞，再用20%RPMI-1640培养液洗细胞3次，调整细胞浓度为3×10^6个/ml。

3. 将上述淋巴细胞悬液注入含PHA的20%RPMI-1640培养液小瓶内，使PHA最终浓度为50μg/ml。

4. 置于37℃，5%CO_2培养箱中，培养72h。

5. 用毛细吸管吸去2/3培养上清液，取底层细胞悬液，移入试管中2000r/min离心10min。

6. 弃上清，用毛细吸管轻轻吹打制成沉淀细胞悬液，涂片，使各种细胞呈均匀分布，待干后用瑞氏染色法染色，显微镜下观察结果。

【结果】

淋巴细胞形态学判定指标如表12-1所示，过渡型淋巴细胞亦作为转化细胞。每份标本计数200个淋巴细胞，按下述公式计算淋巴细胞转化率：

$$转化率=\frac{转化的淋巴细胞数}{转化淋巴细胞数+未转化淋巴细胞数}\times100\%$$

将镜下转化和未转化的淋巴细胞形态绘图并比较它们的特点。

表12-1 淋巴细胞转化的形态学特征

形态	未转化的淋巴细胞	过渡型淋巴细胞	转化型淋巴细胞
细胞大小	6～9μm	12～16μm	12～20μm
核大小	核较小、嗜碱性强	核增大、嗜碱性减弱	核质疏松、嗜碱性较弱
染色质	染色质致密	染色质疏松	染色质疏松呈网状
核仁	无	有或无	清晰，1～3个
胞质	极少	增多、嗜碱性	增多、嗜碱性
质内空泡	无	有或无	有或无

二、³H-TdR掺入法

【原理】

T细胞在经PHA或特异性抗原的刺激后，转化为淋巴母细胞的过程中，DNA合成量明显增加，将³H标记的胸腺嘧啶核苷（TdR）加入到培养系统中，则³H-TdR作为合成DNA的原料被摄入细胞，掺入到新合成的DNA中。根据同位素掺入细胞的量可推测淋巴细胞对刺激物的应答水平。掺入同位素³H，经液体闪烁测量法测出，将³H每分钟脉冲数（counts per minute，CPM）加以计算，用不同公式表示结果。

同位素掺入法淋转试验较形态学方法客观、准确、重复性好，但需一定设备条件。

【材料】

1. RPMI-1640培养液。

2. PHA用RPMI-1640基础培养液配成500～1000μg/ml。

3. ³H-TdR 选用比活性2～10mic/mmol的制品，用生理盐水稀释成100mic/ml，4℃保存，临用前再用培养液稀释10倍为10mic/ml溶液。

4. 闪烁液 2,5-二苯基-1,3,4-噁二唑（PPD）5g，1,4-双-[2-(5-苯基)噁唑基苯]0.3g，无水乙酸200ml，甲苯800ml。

5. 49型玻璃纤维滤膜，96孔细胞培养板，多头细胞收集器，抽气泵，闪烁杯，β-液体闪烁计数器。

【方法】

1. 无菌操作分离淋巴细胞，用RPMI-1640培养液稀释使细胞浓度为1×10⁶个/ml，加入96孔细胞培养板，每孔100ul。

2. 每孔加入10μg/ml PHA 100μl，每个样品加3孔，另3孔不加PHA作对照，加盖置于37℃培养。

3. 56h后，每管加入1mic（0.1ml）^{3}H-TdR，继续培养16h。

4. 用多头细胞收集器将每孔培养物分别吸于24mm直径的圆形玻璃纤维滤纸上，抽气过滤。

5. 取5%三氯乙酸2～3ml滴于玻璃滤膜上，吸干，加无水乙醇，至滤膜全部脱水，脱色，干燥。

6. 干燥滤片放烘箱或电吹风吹干，分别将滤膜浸入含5ml闪烁液的测量杯中，置β-液体闪烁计数器上测定每分钟脉冲数（CPM）。

【结果】

将PHA刺激组和对照组各自的平均CPM值，代入下列公式计算PHA刺激值（index of stimulation，SI）：

SI=（实验组CPM值–空白组CPM值）/（阴性对照组CPM值–空白组CPM值）

思 考 题

1. 为何PHA能刺激人的T细胞转化而不能刺激B细胞转化？

2. 淋巴细胞转化试验有何意义？

实验十三　T细胞功能的体内测定法

迟发型超敏反应的本质是细胞免疫应答，因此可利用迟发型皮肤超敏反应的发生与否来判断被检者的细胞免疫功能。许多变应原都可刺激皮肤发生迟发型超敏反应。本实验介绍特异性生物性变应原诱发的结核菌素试验、PHA皮肤试验和化学药物二硝基氯苯（DNCB）或二硝基氟苯（DNFB）诱发的皮肤反应。

一、结核菌素试验

【原理】

结核菌素是从结核杆菌培养物中提取的菌体蛋白成分。如果曾经受过结核杆菌感染，患过结核或接受过卡介苗接种，受试者在接受结核菌素皮内注射48h后，注射局部会出现红肿硬结。若硬结直径超过0.5cm或出现水疱、溃疡即为结核菌素试验阳性，表示在注射局部发生了迟发型超敏反应。由于大多数人曾感染过结核杆菌或接受过卡介苗预防接种，结核菌素试验可表现为阳性反应，从而反映其细胞免疫功能正常。

【材料】

1. 无菌生理盐水、旧结核菌素、2.5%碘酒、酒精等。

2. 结核菌素注射器、4号针头、无菌棉签等。

【方法】

1. 用无菌生理盐水将旧结核菌素稀释2000倍。

2. 用2.5%碘酒、酒精消毒受试者前臂掌侧下1/3处皮肤。

3. 用结核菌素注射器于消毒处皮内注射1：2000旧结核菌素0.1ml，必须形成明显的皮丘。

4. 于注射后48～72h观察并记录结果。

【结果】

阳性反应：注射局部出现红肿、硬结。硬结直径为0.5～1.5cm。

强阳性反应：局部硬结直径超过1.5cm，甚至出现水疱溃疡者。

阴性反应：局部无明显反应，或红肿直径小于0.1cm并迅速消退。

记录试验结果见表13-1。

【注意事项】

本试验不宜用于结核活动期患者，特别是结核活动期婴幼儿。

常规试验阴性者，可分别再用1：1000、1：100旧结核菌素作皮试，若仍为阴性者方可判断为阴性反应。

表13-1 结果记录表

姓名:	年龄:	性别:

工作学习单位: 是否接种过卡介苗:

实验日期: 观察日期:

局部反应:有无红肿、硬结直径、有无水疱溃疡

结果判断:

签名:

年   月   日

二、PHA皮肤试验

【原理】

植物血凝素（PHA）是一种非特异性刺激剂，可刺激多克隆T细胞活化产生细胞免疫。刺激后6～12h达高峰，常用于检测受试者的细胞免疫功能。此法灵敏度高，安全可靠。

【材料】

PHA制剂、无菌生理盐水、酒精、结核菌素注射器等。

【方法】

1. 用无菌生理盐水将冻干无菌的PHA制剂配制成100μg/ml。

2. 用酒精消毒受试者前臂掌侧下1/3处皮肤，皮内注射100μg/ml PHA 0.1ml。

3. 注射后24h观察局部反应情况，并记录。

【结果】

阳性反应：试验局部红肿硬结直径超过1.5cm。

弱阳性反应：红肿硬结直径为0.5～1.5cm。

阴性反应：局部无明显反应。

【注意事项】

由于PHA生产厂家及批号不同，产品纯度和活性有一定差异。试验前应做预试验，找出合适剂量，得出正常值范围，才能应用于临床。

三、接触性超敏反应

【原理】

小鼠接触性超敏反应可应用一系列致敏原，如二硝基氯苯（DNCB）、二硝基氟苯（DNFB）在腹部皮肤致敏进行研究。致敏后4～7天再用致敏原在小鼠耳部或足垫发敏，通过测定小鼠耳朵或足垫水肿的程度来反映小鼠细胞免疫功能。

【材料】

1. 健康小鼠　体重18～20g。

2. DNCB或DNFB、去毛剂等。

【方法】

1. 小鼠致敏　用去毛剂将小鼠腹部体毛去除，连续两天用0.5% DNFB 25μl均匀涂布于小鼠腹部以致敏（如用DNCB致敏，剂量应为7% 100μl一次涂布）。

2. 接触性超敏反应的诱发　在致敏后第5天或第6天，分别用DNFB或DNCB诱发，接触性超敏反应剂量分别为0.2% 10μl或1% 10μl涂布于小鼠耳部；24h后观察小鼠耳部肿胀程度，与未致敏的正常小鼠耳部比较，可反映小鼠体内T细胞的功能。

思　考　题

为什么结核活动期患者不宜进行结核菌素试验？

实验十四　豚鼠过敏试验

豚鼠过敏反应属Ⅰ型超敏反应，其表现与青霉素和异种血清所引起的人类的过敏性休克相似。通过该试验，能进一步加深对Ⅰ型超敏反应的理解。

【原理】

豚鼠经腹腔注射少量稀释的鸡蛋清，经一定时间后，其机体内产生的IgE类抗体结合于肥大细胞及嗜碱性粒细胞上，使豚鼠处于致敏状态；当再次于豚鼠心脏内注入较大量相同的抗原时，抗原与体内特异性IgE结合，在短时间内导致肥大细胞和嗜碱性粒细胞脱颗粒，释放大量的生物活性介质，作用于血管、气管、支气管平滑肌及其他效应器官，此时豚鼠出现搔鼻、打喷嚏、呼吸困难、大小便失禁等症状，严重者可发生过敏性休克，有的甚至死亡。

【材料】

1. 豚鼠　体重250g左右。

2. 10%新鲜鸡蛋清（用生理盐水配制）、人血清。

3. 无菌生理盐水。

4. 无菌1ml注射器。

5. 2.5%碘酒、酒精、无菌棉签。

【方法】

1. 将豚鼠编号。

2. 于1号豚鼠腹腔内注射10%稀释的鸡蛋清0.1ml，2号豚鼠腹腔内注射人血清0.1ml，3号豚鼠腹腔内注射无菌生理盐水0.1ml。

3. 在注射后的第7～14天，分别于上述三只豚鼠心脏内注射10%稀释的鸡蛋清2ml。

4. 注射后密切观察各豚鼠的活动情况。

【结果】

1. 1号豚鼠在第二次注射鸡蛋清后1～5min内会出现兴奋不安、耸毛抓鼻、打喷嚏、大小便失禁等症状，重者在数分钟内死亡。如若解剖，可见肺脏高度气肿。

2. 2号、3号豚鼠无任何症状发生。

【注意事项】

做此试验所选用的豚鼠不宜过大，体重最好在250g左右。

思　考　题

结合动物试验，解释Ⅰ型超敏反应发生的机制，并说明为什么2号、3号豚鼠不发生过敏反应。

实验十五　细胞因子的检测

细胞因子（cytokine）的研究是当今免疫学和分子生物学研究最为活跃的领域之一。细胞因子的检测无论是对免疫学、分子生物学的基础研究，还是阐明某些疾病的发病机制及指导临床治疗均有重要意义。细胞因子的检测方法有免疫学、细胞生物学及分子生物学测定法。本实验介绍免疫学测定法。

【原理】

免疫学检测法是将细胞因子视为抗原，用特异性抗体进行定量检测，如ELISA法、免疫印迹法、免疫斑点法等。本实验介绍应用最广泛的ELISA法，常用方法为直接法和双抗体夹心法。下面仅以测定IL-2为例简述，并请参照实验五。

【材料与方法】

一、ELISA直接法

1. 用包被液（pH 9.6、0.1mol/L 碳酸盐缓冲液）将待测IL-2样品稀释到工作浓度后，分别加入聚苯乙烯滴定板，每孔100μl，4℃过夜。

2. 用0.2mol/L pH7.4的PBS Tween-20洗涤液洗3次，再加含5%小牛血清的PBS（0.2mol/L pH7.4）每孔100μl，37℃封闭1h，以排除非特异性干扰。

3. 用洗涤液洗3次，加酶标抗IL-2抗体，每孔100μl，37℃孵育2h。

4. 用洗涤液洗3次，加入底物，每孔50μl，避光显色20min，滴加2mol/L H_2SO_4终止反应。酶标检测仪测定吸光度（根据不同底物选择不同波长滤光片）。

二、双抗体夹心法

用抗IL-2单克隆抗体包被聚苯乙烯滴定板，再用5%小牛血清PBS Tween-20封闭，方法同上，洗涤后加待检IL-2样品，37℃孵育2h，并加入酶标抗体，37℃孵育30min；洗涤3次后，加入底物，显色。滴加2mol/L H_2SO_4终止反应，用酶标检测仪检测。

思　考　题

应如何判断ELISA法检测结果？

实验十六　人外周血CTL的细胞毒试验
——形态学检查法

细胞毒性T细胞（cytotoxic T lymphocyte，CTL）是T细胞经过靶细胞抗原在体内或体外刺激后所产生的一种效应T细胞，当再次与靶细胞抗原接触后，可表现为靶细胞破坏和溶解，这种特性称为淋巴细胞介导的细胞毒性，是体外测定机体细胞免疫反应的一种常用方法，称为LMC试验。特别是用于测定肿瘤患者CTL杀伤肿瘤细胞的能力，以判断肿瘤患者的预后，观察疗效的一种常用方法。

【原理】

外周血分离所得的杀伤性T细胞，与传代肿瘤细胞（靶细胞）在体外按一定比例混合培养，观察细胞，染色，计算淋巴细胞对肿瘤细胞的抑制率。

【材料】

1. 靶细胞　传代肿瘤细胞，如人体肝癌、食管癌、胃癌等细胞株。

2. 微孔塑料板（40孔聚乙烯酶联免疫检验用板）、滴管、毛细吸管。

3. 细胞过滤器、5%CO_2细胞培养箱。

4. Hank液、0.25%胰蛋白酶、含20%小牛血清RPMI-1640培养液。

5. 瑞氏染色液。

【方法】

1. 靶细胞的接种

（1）将选用的传代肿瘤细胞用Hank液洗涤3～4次后，用0.25%胰蛋白酶于37℃消化，倒去胰蛋白酶溶液（细胞留在瓶内），再用Hank液洗涤3次，倒去Hank液。

（2）用含20%小牛血清RPMI-1640培养液4ml将贴壁的肿瘤细胞用毛细吸管吹洗下来。

（3）经细胞过滤器滤去团块细胞，收集滤过的单个肿瘤细胞，用培养液配成1×10^4个/ml的细胞悬液。

（4）用滴管吸取细胞悬液分别加入40孔微孔塑料板中，每孔1滴，每孔内含100～150个肿瘤细胞，同时做2～4块板。

（5）静置5～10min，待细胞初步贴壁后，再置于5% CO_2细胞培养箱中培养20h。

（6）取其中一块板，甩干孔内培养液后作瑞氏染色，在镜下计数并计算每10孔平均贴壁肿瘤细胞数。若两组平均数相差1/3以上，表明误差太大不能使用。如果误差不大，其余塑料板可用于正式试验。

2. 分离淋巴细胞　取待检者3ml外周抗凝血，按密度梯度分离法分离单个核细胞。

RPMI-1640培养液洗涤3次，最后配成（2~3）×10^6个/ml细胞悬液。

3. 细胞毒性反应

（1）按淋巴细胞与靶细胞200∶1比例，使两种细胞接触。如孔中含肿瘤细胞为1000~1500个，则应加入（2~3）×10^5个淋巴细胞，即每孔加入（2~3）×10^6个/ml淋巴细胞悬液0.1ml。

（2）每孔加含20%小牛血清RPMI-1640培养液0.1ml，37℃5% CO_2细胞培养箱内培养40h。

（3）微孔塑料板甩去孔内培养液，以瑞氏染色法染色10min。用显微镜计数淋巴细胞抑制肿瘤细胞生长的抑制率。

$$抑制率=\frac{对照组平均残留肿瘤细胞数-实验组平均残留肿瘤细胞数}{对照组平均残留肿瘤细胞数}×100\%$$

用t值计算统计学上的意义。

【注意事项】

1. 对照组加肿瘤细胞和培养液，不加入被检查者淋巴细胞。

2. 所用器具要严格无菌，整个操作要在无菌条件下进行，以免细胞受真菌或细菌污染而失败。

3. 所用培养液及洗涤液在pH6.8~7.2为宜。

思　考　题

1. 讨论效靶比对CTL的细胞毒试验的影响。

2. 讨论检测CTL细胞毒效应的其他试验策略。

实验十七　抗体依赖细胞介导的细胞毒作用

特异性IgG类抗体与带有相应抗原的靶细胞结合后，其Fc段可与NK细胞、Mφ细胞、中性粒细胞的IgG Fc受体（FcγR）结合促使细胞毒颗粒的释放，导致靶细胞的溶解，此即抗体依赖细胞介导的细胞毒作用（antibody-dependent-cell-mediated cytotoxicity，ADCC）。由IgE或IgA介导的ADCC效应可通过与嗜酸性粒细胞的FcεR或FcαR结合，促使嗜酸性粒细胞脱颗粒，发挥杀伤寄生虫（如蠕虫）的作用。ADCC效应可用溶血空斑法，^{51}Cr同位素掺入法等加以测定，本实验介绍溶血空斑法。

【原理】

将鸡红细胞黏附于经聚-L-赖氨酸处理过的玻片上，使其形成单层细胞。该单层鸡红细胞置于一定量的兔抗鸡红细胞血清和已分离纯化的人淋巴细胞混合液中，37℃温育一定时间后，镜检观察淋巴细胞周围有鸡红细胞被溶解，剩下仅含鸡红细胞核的空斑，计数空斑形成的淋巴细胞数，即可测出有ADCC功能的NK细胞数。

【材料】

1. 淋巴细胞制备　取肝素抗凝外周血，用淋巴细胞分离液分离单核细胞，并用吸附法去除大单核细胞，制得较纯的淋巴细胞，用含10%小牛血清的RPMI-1640培养液配成 $4×10^6$ 个/ml细胞悬液。

2. 2.5%鸡红细胞　无菌操作从鸡翅静脉采血，置于阿氏液中，试验前用Hank液洗3次，按血细胞比容配成2.5%（约10^8个/ml）。

3. 兔抗鸡红细胞血清　经鸡红细胞免疫的兔血清经56℃ 30min灭活。用RPMI-1640培养液作适当稀释（通常1∶10 000稀释）。

4. Tris-Hank液（TH液）　等渗的pH7.4 Tris-HCl缓冲液与Hank液等体积混合而成。

5. 聚-L-赖氨酸溶液（20μg/ml）　称取聚-L-赖氨酸10mg，溶解于Tris-Hank液1ml中，成为母液，冷冻保存。使用前取0.1ml，加Tris-Hank液49.9ml，即成20μg/ml溶液。

6. 2.5%戊二醛溶液、正常兔血清、吉姆萨染色液等。

7. 盖玻片、平皿、毛细吸管、37℃ 5%CO$_2$细胞培养箱等。

【方法】

1. 单层鸡红细胞平板的制备

（1）盖玻片经无水乙醇浸泡过夜后，置平皿内，滴加约0.5ml聚-L-赖氨酸液均匀铺于盖玻片上，室温下放置45min后，吸去盖玻片上的液体。用0.5ml TH液洗盖玻片2次，注意勿将平皿弄湿。

（2）加2.5%鸡红细胞0.5ml均匀铺于盖玻片上，置于室温45min，向平皿内缓慢加入TH液，再用毛细吸管吸去，反复几次，以去除未吸附于盖玻片上的红细胞，最后在平皿内留少许液体，可置于4℃下保存3～4天。

（3）试验当天在低倍镜下观察单层红细胞，分布不均匀者弃去不能使用。

2. 将平皿内多余的液体吸净，取0.5ml淋巴细胞悬液和0.5ml灭活的免抗鸡红细胞血清于试管内混匀后平铺于平皿内。另一平皿用正常兔血清代替抗体血清作对照。

3. 平皿置于37℃ 5% CO_2细胞培养箱中培养20～24h。

4. 取出平皿，滴加2.5%戊二醛溶液2ml，使其固定10min，吸去液体，加蒸馏水漂洗2次。

5. 取出盖玻片，用吉姆萨染色液染色后镜检。

【结果】

在淋巴细胞周围凡有5个以上溶去胞质，只剩下细胞核的鸡红细胞集中在一起者称为一个空斑。可以认为一个空斑即一个NK细胞造成（80%的空斑中有1～3个淋巴细胞）。

计数1cm^{2}红细胞单层上的空斑数为a，量出平皿里总面积为b（cm^2），加入平皿内的淋巴细胞总数为c，按下列公式计算NK细胞百分率：

$$NK\% = \frac{a \times b}{c} \times 100\%$$

用本法测定，正常人外周血淋巴细胞中的NK细胞为5%～10%。

思 考 题

1. 本实验为何使用灭活的抗血清？

2. 讨论还有哪些实验策略检测NK细胞的细胞毒效应。

实验十八　人血清IgG的提取及鉴定

一、离子交换层析法提取人血清IgG

【原理】

DEAE纤维素是表面交联有二乙基乙胺基团的纤维素。这是种本身带有正电荷，能吸附阴离子的离子交换剂。将DEAE纤维素悬浮在pH高于6.5，分子浓度低的缓冲液内，制备成层析柱，可较广泛地用来分离人、兔及羊血清IgG。人血清经过pH7.4磷酸缓冲液透析平衡后，其中的IgG不带电荷或仅带少量电荷，其他的蛋白质则主要带负电荷。这样的血清样品通过用相同缓冲液平衡好的DEAE纤维素柱，除IgG以外的血清蛋白都先吸附在柱上，仅IgG最易形成吸附—解离—再吸附—再解离的状态，因此能随洗脱液一起最早从柱中流出。收集洗脱液于试管内，即可获得IgG。

【材料】

1. DEAE纤维素（DE-52)。

2. 0.5mol/L NaOH、0.5mol/L HCl按常规配制。

3. 0.85% NaCl按常规配制。

4. pH7.4 0.01mol/L磷酸缓冲液（PB液），配方见附录一（一）。

5. 20%三氯醋酸水溶液按W/V之比配制。

6. 布氏漏斗。

【方法】

（一）DEAE纤维素预处理

1. 称取DEAE纤维素（DE-52）12g，均匀撒在事先盛有150ml 0.5mol/L NaOH的烧杯中，任其自由沉降，放置40～50min，不时用玻璃棒轻轻搅动。

2. 将糊状物移入垫有滤纸的布氏漏斗中，连接漏斗抽滤瓶，并用水泵抽干糊状物。立即将DEAE纤维素移入烧杯中，加入蒸馏水，浸泡20～30min并不时搅拌。再移入布氏漏斗中抽干。如此重复，至洗出的滤液pH等于8即可（广范pH试纸测试）。

3. 将碱处理过的交换剂移入盛有150ml 0.5mol/L HCl中放置40～50min，不时轻轻搅动，移入布氏漏斗中抽滤。抽滤后，再依同法用0.5mol/L NaOH处理1次，时间不要超过50min。

4. 重复第2项操作，至抽滤液pH为8即可。最后用pH7.4 0.01mol/L PB液浸泡交换剂，然后抽干，再重复1次，然后将交换剂用相同的PB调成糊状，保留至装柱。

（二）装柱、平衡

1. 固定层析柱（2cm×20cm）在蝴蝶铁架上，垂直于柱上方（离柱顶10～20cm高处）放置装有pH7.4 0.01mol/L PB液的洗脱瓶。洗脱瓶与柱间有乳胶管相连，柱底部亦有细胶管，使柱中液体得以流出。细胶管上装一止水夹，以调节流出液的流速。

2. 将用PB调成的糊状物尽量多地倾入柱中，打开柱底流出口，用烧杯接流出液，让纤维素自然下沉，绝不能出现明显的分层，也不允许空气进入纤维素中。纤维素柱上表面要平，柱上部要留有约3cm高的空间。

（三）上样和洗脱

1. 10ml混合人血清样品装入透析袋，于烧杯内浸入至少40倍血清体积的起始缓冲液中，4℃冰箱内进行透析，更换缓冲液2次，最好透析过夜。

2. 打开柱上端塞子，用带有橡胶吸头的毛细吸管吸出交换剂表面的缓冲液，至仍保留2mm厚的液面，以免空气进入。切勿破坏交换剂界面。

3. 用清洁长细吸管将已平衡好的血清样品沿柱管内壁缓缓加在纤维素柱表面，调节流速，使样品进入交换剂柱内，约3ml/10min。

4. 待液面距离交换剂界面2mm时，利用少量PB液细心清洗管壁（勿破坏交换剂界面），待液面再次下降距交换剂界面2mm时，再清洗2次。然后加入适量初始缓冲液，连接洗脱瓶。调节流速为30～40ml/（cm² · h）。

5. 收集洗脱液于试管（10mm×100mm）中，每管5ml。振摇试管至出现泡沫，或从中取出1～2滴洗脱液于另一试管后，再滴入20%三氯醋酸1～2滴于其中，若出现混浊，则表明试管洗脱液中含有蛋白质。最早出现的蛋白质应为IgG。至少应收集10管。

二、血清IgG整定

【原理】

以收集的洗脱液为抗原，与兔抗人IgG反应进行琼脂双扩散试验，可根据沉淀线的形成确定它们的IgG抗原性。用754型分光光度计于280nm紫外光源下测定洗脱液光密度（OD）值，根据IgG的$E_{1cm}^{1\%}=14.3$（OD）公式，可计算出收获的IgG含量，并推算出所获的IgG的百分率。

含IgG的液经合并后，可用冷风吹法或蔗糖包埋法等进行浓缩。然后用免疫电泳或圆盘电泳（PAGE）技术检测收获的IgG的纯度。吸附在DEAE纤维素柱上的其他血清蛋白可用高盐浓度的洗脱液（可用2mol/L NaCl液）继续洗脱除掉。如是处理过的DEAE纤维素用起始缓冲液重新调匀、装柱平衡后即获得再生，可重新使用。

【材料】

1. 2mol/L NaCl溶液 称取2倍分子量的NaCl，溶解后加蒸馏水至1000ml。

2. 蔗糖使用前用乳钵尽量研成细粉状。

3. pH8.6 0.025mol/L巴比妥钠-巴比妥缓冲液（配方见附录）。

4. 1.5%琼脂凝胶　用巴比妥缓冲液配制（参考实验三中"免疫电泳"）。

【方法】

（一）洗脱液抗原性鉴定（双向扩散法）

以1.5%盐水琼脂凝胶为支持物，以洗脱液各管内容物为抗原，兔抗人IgG为抗体，进行琼脂双向扩散试验，观察是否有沉淀线出现。如有白色沉淀线出现，且彼此融合相连，则说明洗脱液中含有IgG。

（二）纯度鉴定

1. 将导线连接DY-Ⅱ型电泳仪与电泳槽，内盛巴比妥钠-巴比妥缓冲液，两槽的液面要尽量水平。

2. 如图2-2所示位置将琼脂凝胶板打孔后，置于电泳槽上，用4层纱布条作桥，连接凝胶板与电极缓冲液，该桥搭在凝胶上的部分约5mm，应尽量拉直，与胶面间不能有气泡。

3. 接通电源，电泳仪的表头应指示有电流通过，调节指示电压至5V/cm。分别将正常人全血清和浓缩的IgG提取物加样于琼脂凝胶板的孔内，各加10μl或加满孔为止。

4. 电泳槽加盖后，调节指示电压至100V（端压约为5V/cm），电泳90min或至血清蛋白迁移至距正极端边缘1cm处，关闭电源。

5. 置凝胶板于桌面，用刀片沿细玻条割破凝胶，取出玻条，凝胶中部即成一长槽（切勿使凝胶移位），用毛细吸管吸取兔抗人全血清加入槽内至与胶面水平。

6. 置凝胶板于温盒内，于37℃或室温中孵育，10～12h即可开始观察沉淀弧出现的情况，连续观察3天。如果样品孔与抗人全血清之间只出现一条沉淀弧，并靠近凝胶板负极端，则说明所提取IgG为纯品。人血清样品与抗人血清之间由于存在多对抗原抗体成分，所以应该出现多条沉淀弧。

7. 电泳图像的保存　凝胶板于生理盐水中漂洗2～3天，其间换液3～4次，可除去游离的蛋白质。用多层滤纸加压（10g/cm²）吸干凝胶中的水分，浸凝胶板于0.1%氨基黑染色液中染色20～30min。然后，先用自来水洗去浮在胶面上的染料，再用7%醋酸水溶液浸泡脱色，直至凝胶本底无色、抗原抗体沉淀弧是蓝色。移凝胶至铺有透明纸的玻板上，在阴凉处使凝胶自然干。

（三）回收率的测定（$E_{1cm}^{1\%}$ OD测定）

1. 用754型分光光度计、1cm×4cm石英比色杯，测各管洗脱液在波长280nm处的光密度值。第一个蛋白峰应为IgG。

2. 因IgG的$E_{1cm}^{1\%}$=14.3（OD），C（mg/ml）=OD$_{280}$×1.43，按此公式，计算出各管洗脱液中所含的IgG量。

3. 正常人血清的IgG量约为1200mg/100ml。据此可推算出从本次实验上样中所收获的IgG的百分率。

4. 将有IgG活性的几管洗脱液合并，装于透析袋内。用冷风吹或蔗糖包埋法使其浓缩至相当于上样的血清体积。此收获的IgG可置于–20℃冻存。

思　考　题

1. 用离子交换层析法分离人血清IgG时，有哪些因素影响IgG的回收率？

2. 用双向扩散法和免疫电泳进行血清IgG的鉴定各有什么优缺点和特点？

例：提取得到的IgG（mg）=OD_{280}×1.43×回收体积（浓缩后）

注意：若OD_{280}＞3.0时，应将样本稀释后再测。

回收率的计算：

$$回收率=\frac{提取IgG（mg）}{12（mg/ml）×上样血清体积（ml）}=\frac{OD_{280}×1.43×回收体积（ml）}{12×上样血清体积（ml）}$$

附　录

一、溶液的配制

（一）磷酸缓冲液（phosphate buffer，PB）

储备液：

A液：0.2mol/L NaH_2PO_4溶液

称$NaH_2PO_4 \cdot H_2O$ 36.14g，在烧杯中溶解，移入1000ml容量瓶中，用蒸馏水涮洗烧杯后，涮洗液汇入容量瓶，最后加蒸馏水至1000ml刻度。

B液：0.2mol/L磷酸氢二钠水溶液

称$Na_2HPO_4 \cdot 7H_2O$ 53.65g或$Na_2HPO_4 \cdot 12H_2O$ 71.7g，按照配A液的方法用容量瓶配制成1000ml。

0.1mol/L PB的配制：按X ml A液+Y ml B液加水至200ml则可配成不同pH的0.1mol/L PB。

X（ml）	Y（ml）	pH
93.5	6.5	5.7
92.0	8.0	5.8
90.0	10.0	5.9
87.7	12.3	6.0
85.0	15.0	6.1
81.5	18.5	6.2
77.5	22.5	6.3
73.5	26.5	6.4
68.5	31.5	6.5
62.5	37.5	6.6
56.5	43.5	6.7
51.0	49.0	6.8
45.0	55.0	6.9
39.0	61.0	7.0
33.0	67.0	7.1
28.0	72.0	7.2
23.0	77.0	7.3
19.0	81.0	7.4
16.0	84.0	7.5
13.0	87.0	7.6
10.5	89.5	7.7

X（ml）	Y（ml）	pH
8.5	91.5	7.8
7.0	93.0	7.9
5.3	94.7	8.0

（二）pH8.2，0.05mol/L巴比妥钠-盐酸缓冲液

巴比妥钠	47.6g
蒸馏水	300ml
1.17mol/L HCl	55.0ml

用盐酸调至pH8.2，加蒸馏水补足至4265ml。

（注：1.17mol/L HCl=193ml浓盐酸加蒸馏水1807ml。）

（供免疫电泳、交叉电泳、对流电泳、火箭电泳用）

（三）巴比妥钠-巴比妥缓冲液（pH8.6，0.025mol/L）

二乙基巴比妥钠	5.15g
二乙基巴比妥酸	0.92g

先将上述物质在500ml三角瓶内用200ml热蒸馏水完全溶解，移至1000ml容量瓶内，用适量蒸馏水涮洗三角瓶几次，涮洗液也汇于容量瓶内，最后加水至1000ml，充分混合即成。

（四）明胶-巴比妥缓冲液

称NaCl 4.06g，蔗糖58.2g，$CaCl_2 \cdot 2H_2O$ 0.022g，$MgCl_2 \cdot 6H_2O$ 0.203g，巴比妥钠1.03g，巴比妥1.472g，明胶2g，溶解后加蒸馏水至1000ml，pH7.5。

（五）0.01mol/L pH7.2磷酸盐缓冲（含Ca^{2+}、Mg^{2+}的PBS）溶液

称KH_2PO_4 0.25g、Na_2HPO_4 1.23g、NaCl 18.0g置于烧杯内，用热蒸馏水溶解后，移入容量瓶中，烧杯用适量蒸馏水涮洗，涮洗液汇入容量瓶中，最后加蒸馏水至100ml刻度，即得原液。取原液50ml，加蒸馏水950ml，10%$MgCl_2$ 1ml，1%$CaCl_2$ 1ml。混合后即为应用液。

（六）D-Hank液

NaCl	8.0g
$Na_2HPO_4 \cdot 12H_2O$	0.12g
KCl	0.4g
KH_2PO_4	0.06g
D-葡萄糖	1.0g
1%酚红	2.0ml

将上述物质溶于1000ml双蒸水中，完全溶解后，分装于三角瓶中，115℃ 10～15min 灭菌，冷却后于4℃保存。临用时，用3.5%NaHCO₃调pH至7.2～7.4。

（七）阿氏液

称葡萄糖2.05g、柠檬酸三钠0.8g、柠檬酸0.055g、氯化钠0.42g置于100ml容量瓶内。加少量热蒸馏水使之溶解。冷却后再加蒸馏水达到100ml刻度，混匀。分装在三角瓶内，115℃ 20min灭菌，冷却后置于4℃保存备用。

（八）肝素抗凝液

肝素（1mg=100U）	15mg
5%葡萄糖生理盐水	30ml
外周血	500ml

保存12h。

二、RPMI-1640培养液的配制

将RPMI-1640培养基的粉剂按所需配制培养液的体积要求称好，溶于双蒸水中，滤菌器除菌。无菌分装，−20℃（或4℃）保存备用。临用时按需要加入一定量无菌小牛血清（5%、10%或20%）及青霉素（100U/ml），用无菌3.5%NaHCO₃调节pH至7.2～7.4。

三、染色液的配制

（一）0.1%氨基黑10B染色液

氨基黑10B	0.15g
甲醇	105ml
冰醋酸	15ml
蒸馏水	30ml

在乳钵中将氨基黑10B 0.15g充分研细，逐渐加入甲醇、冰醋酸及蒸馏水混合液，并充分研磨，待氨基黑充分溶解，最后将不溶物用滤纸过滤除去。

（二）2%台盼蓝溶液

称取台盼蓝，先用蒸馏水将其配成4%溶液，置于磨口瓶中盖严储存于37℃恒温培养箱中。使用前加等体积的1.8%NaCl溶液充分混匀，离心后使用。

（三）瑞氏染色液

称取瑞氏染料0.1g，量取甲醇60ml。先将染料放于乳钵中研细，加入少量甲醇再研磨，待染料全部溶解，倒入棕色瓶内，并用余下的甲醇将乳钵中染料逐一洗入棕色瓶内。加入3ml中性甘油，可防止染色时甲醇蒸发过快，同时可使细胞染色较清晰。染色液保存时间越长，染色的效果就越好。

（四）HE染色液及染色法

1. 染色液

（1）苏木精染色液：称取1g苏木精溶于10ml无水乙醇内，另取钾明矾20g加热溶解于200ml蒸馏水内；将苏木精酒精溶液加于明矾水溶液内加热至沸腾，然后加氯化汞0.5g于其中；待溶液呈紫红色时，迅速用冷水浴冷却，加冰醋酸8ml于其中，移至试剂瓶中备用。

（2）1%的盐酸-酒精溶液：用70%乙醇溶液稀释浓盐酸至1%。

（3）0.2%氨水溶液：于25ml蒸馏水中加入2滴浓氨水即可。

（4）伊红染色液：称取0.5g伊红Y溶于100ml 95%乙醇溶液内，置于磨口瓶内，塞紧，于37℃恒温培养箱中待全部溶解后即可使用。

2. 染色法

（1）用1张空白载玻片的一端除去苏木素染色液表面的悬浮物，然后将待染涂片浸泡于染色液内10min，取出，水洗。

（2）HCl酒精脱色：浸泡染片于1%盐酸-酒精内，立即提起，再浸入，再立即提起，水洗。

（3）染片浸于0.2%氨水中1～2min。水洗。

（4）用伊红染色液复染3min，水洗。

四、常见蛋白质和部分溶液的光吸收值

试剂	分子量	E_{280nm}（1%,1cm）值	溶剂
IgG	160 000	14.3	0.2mol/L NaCl pH7.5
IgA	170 000	10.6	0.2mol/L NaCl pH7.5
IgM	900 000	11.85	0.2mol/L NaCl pH7.5
α链	59 582	10.6	5mol/L盐酸胍
轻链	25 170	11.8	0.01mol/L NaCl
Fab	50 000	15.3	0.01mol/L NaCl
F（ab）$_2$	104 000	14.8	0.01mol/L PBS pH7.2
Fcγ	50 000	12.2	0.01mol/L PBS pH7.2
pFc	26 000	13.8	0.01mol/L PBS pH7.2
卵清蛋白	43 500	7.35	0.01mol/L PBS pH7.2
牛血清白蛋白	67 000	6.67[E_{279nm}（1%,1cm）]	0.01mol/L PBS pH7.2
人血清白蛋白	68 460	5.3	0.01mol/L PBS pH7.2
鸡γ免疫球蛋白		13.5	0.01mol/L PBS pH7.2
2,4-二硝基苯	180	14 900[E_{358nm}（1%,1cm）]	0.5mol/L PB pH7.4
FITC	398	53 000[E_{358nm}(1%,1cm)]	0.15mol/L NaCl，0.02mol/L PB pH7.4

五、Ig重量单位和国际单位的换算

IgG   1IU=80.4pg

IgA   1IU=14.2pg

IgM   1IU=8.47μg

IgE   1IU=2.47pg

实 验 记 录

姓　　名：＿＿＿＿＿＿＿＿＿＿＿

小组成员（签字）：＿＿＿＿＿＿＿＿＿＿＿＿＿＿＿＿＿

实验日期：＿＿＿＿＿＿＿年＿＿＿＿＿＿月＿＿＿＿＿＿日

天气与环境：＿＿＿＿＿＿＿＿＿＿＿＿＿＿＿＿＿＿＿＿＿

实验名称：＿＿＿＿＿＿＿＿＿＿＿＿＿＿＿＿＿＿＿＿＿＿

实验目的：

＿＿＿＿＿＿＿＿＿＿＿＿＿＿＿＿＿＿＿＿＿＿＿＿＿＿＿＿

＿＿＿＿＿＿＿＿＿＿＿＿＿＿＿＿＿＿＿＿＿＿＿＿＿＿＿＿

实验原理：

＿＿＿＿＿＿＿＿＿＿＿＿＿＿＿＿＿＿＿＿＿＿＿＿＿＿＿＿

＿＿＿＿＿＿＿＿＿＿＿＿＿＿＿＿＿＿＿＿＿＿＿＿＿＿＿＿

＿＿＿＿＿＿＿＿＿＿＿＿＿＿＿＿＿＿＿＿＿＿＿＿＿＿＿＿

实验计划：

＿＿＿＿＿＿＿＿＿＿＿＿＿＿＿＿＿＿＿＿＿＿＿＿＿＿＿＿

＿＿＿＿＿＿＿＿＿＿＿＿＿＿＿＿＿＿＿＿＿＿＿＿＿＿＿＿

＿＿＿＿＿＿＿＿＿＿＿＿＿＿＿＿＿＿＿＿＿＿＿＿＿＿＿＿

实验材料与流程：

＿＿＿＿＿＿＿＿＿＿＿＿＿＿＿＿＿＿＿＿＿＿＿＿＿＿＿＿

＿＿＿＿＿＿＿＿＿＿＿＿＿＿＿＿＿＿＿＿＿＿＿＿＿＿＿＿

＿＿＿＿＿＿＿＿＿＿＿＿＿＿＿＿＿＿＿＿＿＿＿＿＿＿＿＿

＿＿＿＿＿＿＿＿＿＿＿＿＿＿＿＿＿＿＿＿＿＿＿＿＿＿＿＿

实验结果：

结果分析：

实验总结：

带教老师（签字）_____

实 验 记 录

姓　　名：＿＿＿＿＿＿＿＿＿＿

小组成员（签字）：＿＿＿＿＿＿＿＿＿＿＿＿＿＿＿＿

实验日期：＿＿＿＿＿＿年＿＿＿＿＿月＿＿＿＿＿日

天气与环境：＿＿＿＿＿＿＿＿＿＿＿＿＿＿＿＿＿＿

实验名称：＿＿＿＿＿＿＿＿＿＿＿＿＿＿＿＿＿＿＿

实验目的：

＿＿＿＿＿＿＿＿＿＿＿＿＿＿＿＿＿＿＿＿＿＿＿＿＿

＿＿＿＿＿＿＿＿＿＿＿＿＿＿＿＿＿＿＿＿＿＿＿＿＿

实验原理：

＿＿＿＿＿＿＿＿＿＿＿＿＿＿＿＿＿＿＿＿＿＿＿＿＿

＿＿＿＿＿＿＿＿＿＿＿＿＿＿＿＿＿＿＿＿＿＿＿＿＿

＿＿＿＿＿＿＿＿＿＿＿＿＿＿＿＿＿＿＿＿＿＿＿＿＿

实验计划：

＿＿＿＿＿＿＿＿＿＿＿＿＿＿＿＿＿＿＿＿＿＿＿＿＿

＿＿＿＿＿＿＿＿＿＿＿＿＿＿＿＿＿＿＿＿＿＿＿＿＿

＿＿＿＿＿＿＿＿＿＿＿＿＿＿＿＿＿＿＿＿＿＿＿＿＿

实验材料与流程：

＿＿＿＿＿＿＿＿＿＿＿＿＿＿＿＿＿＿＿＿＿＿＿＿＿

＿＿＿＿＿＿＿＿＿＿＿＿＿＿＿＿＿＿＿＿＿＿＿＿＿

＿＿＿＿＿＿＿＿＿＿＿＿＿＿＿＿＿＿＿＿＿＿＿＿＿

＿＿＿＿＿＿＿＿＿＿＿＿＿＿＿＿＿＿＿＿＿＿＿＿＿

实验结果：

结果分析：

实验总结：

带教老师（签字）_____

实 验 记 录

姓　　名：＿＿＿＿＿＿＿＿＿

小组成员（签字）：＿＿＿＿＿＿＿＿＿＿＿＿＿＿

实验日期：＿＿＿＿＿＿年＿＿＿＿＿＿月＿＿＿＿＿日

天气与环境：＿＿＿＿＿＿＿＿＿＿＿＿＿＿＿＿＿＿＿

实验名称：＿＿＿＿＿＿＿＿＿＿＿＿＿＿＿＿＿＿＿＿

实验目的：

＿＿＿＿＿＿＿＿＿＿＿＿＿＿＿＿＿＿＿＿＿＿＿＿＿

＿＿＿＿＿＿＿＿＿＿＿＿＿＿＿＿＿＿＿＿＿＿＿＿＿

实验原理：

＿＿＿＿＿＿＿＿＿＿＿＿＿＿＿＿＿＿＿＿＿＿＿＿＿

＿＿＿＿＿＿＿＿＿＿＿＿＿＿＿＿＿＿＿＿＿＿＿＿＿

＿＿＿＿＿＿＿＿＿＿＿＿＿＿＿＿＿＿＿＿＿＿＿＿＿

实验计划：

＿＿＿＿＿＿＿＿＿＿＿＿＿＿＿＿＿＿＿＿＿＿＿＿＿

＿＿＿＿＿＿＿＿＿＿＿＿＿＿＿＿＿＿＿＿＿＿＿＿＿

＿＿＿＿＿＿＿＿＿＿＿＿＿＿＿＿＿＿＿＿＿＿＿＿＿

实验材料与流程：

＿＿＿＿＿＿＿＿＿＿＿＿＿＿＿＿＿＿＿＿＿＿＿＿＿

＿＿＿＿＿＿＿＿＿＿＿＿＿＿＿＿＿＿＿＿＿＿＿＿＿

＿＿＿＿＿＿＿＿＿＿＿＿＿＿＿＿＿＿＿＿＿＿＿＿＿

＿＿＿＿＿＿＿＿＿＿＿＿＿＿＿＿＿＿＿＿＿＿＿＿＿

实验结果：

结果分析：

实验总结：

带教老师（签字）＿＿＿＿＿＿＿＿＿

实 验 记 录

姓　　名：_____

小组成员（签字）：_____

实验日期：_____年_____月_____日

天气与环境：_____

实验名称：_____

实验目的：

_____

_____

实验原理：

_____

_____

实验计划：

_____

_____

_____

实验材料与流程：

_____

_____

_____

_____

实验结果：

结果分析：

实验总结：

实 验 记 录

姓　　名：＿＿＿＿＿＿＿＿＿＿

小组成员（签字）：＿＿＿＿＿＿＿＿＿＿＿＿＿＿＿＿＿＿

实验日期：＿＿＿＿＿＿年＿＿＿＿＿＿月＿＿＿＿＿＿日

天气与环境：＿＿＿＿＿＿＿＿＿＿＿＿＿＿＿＿＿＿＿＿

实验名称：＿＿＿＿＿＿＿＿＿＿＿＿＿＿＿＿＿＿＿＿＿

实验目的：

＿＿＿＿＿＿＿＿＿＿＿＿＿＿＿＿＿＿＿＿＿＿＿＿＿＿

＿＿＿＿＿＿＿＿＿＿＿＿＿＿＿＿＿＿＿＿＿＿＿＿＿＿

实验原理：

＿＿＿＿＿＿＿＿＿＿＿＿＿＿＿＿＿＿＿＿＿＿＿＿＿＿

＿＿＿＿＿＿＿＿＿＿＿＿＿＿＿＿＿＿＿＿＿＿＿＿＿＿

实验计划：

＿＿＿＿＿＿＿＿＿＿＿＿＿＿＿＿＿＿＿＿＿＿＿＿＿＿

＿＿＿＿＿＿＿＿＿＿＿＿＿＿＿＿＿＿＿＿＿＿＿＿＿＿

＿＿＿＿＿＿＿＿＿＿＿＿＿＿＿＿＿＿＿＿＿＿＿＿＿＿

实验材料与流程：

＿＿＿＿＿＿＿＿＿＿＿＿＿＿＿＿＿＿＿＿＿＿＿＿＿＿

＿＿＿＿＿＿＿＿＿＿＿＿＿＿＿＿＿＿＿＿＿＿＿＿＿＿

＿＿＿＿＿＿＿＿＿＿＿＿＿＿＿＿＿＿＿＿＿＿＿＿＿＿

＿＿＿＿＿＿＿＿＿＿＿＿＿＿＿＿＿＿＿＿＿＿＿＿＿＿

实验结果:

结果分析:

实验总结:

带教老师（签字）_____

实 验 记 录

姓　　名：＿＿＿＿＿＿＿＿＿＿＿＿

小组成员（签字）：＿＿＿＿＿＿＿＿＿＿＿＿＿＿＿＿＿＿

实验日期：＿＿＿＿＿＿年＿＿＿＿＿＿月＿＿＿＿＿＿日

天气与环境：＿＿＿＿＿＿＿＿＿＿＿＿＿＿＿＿＿＿＿＿＿

实验名称：＿＿＿＿＿＿＿＿＿＿＿＿＿＿＿＿＿＿＿＿＿＿

实验目的：

＿＿＿＿＿＿＿＿＿＿＿＿＿＿＿＿＿＿＿＿＿＿＿＿＿＿＿＿

＿＿＿＿＿＿＿＿＿＿＿＿＿＿＿＿＿＿＿＿＿＿＿＿＿＿＿＿

实验原理：

＿＿＿＿＿＿＿＿＿＿＿＿＿＿＿＿＿＿＿＿＿＿＿＿＿＿＿＿

＿＿＿＿＿＿＿＿＿＿＿＿＿＿＿＿＿＿＿＿＿＿＿＿＿＿＿＿

＿＿＿＿＿＿＿＿＿＿＿＿＿＿＿＿＿＿＿＿＿＿＿＿＿＿＿＿

实验计划：

＿＿＿＿＿＿＿＿＿＿＿＿＿＿＿＿＿＿＿＿＿＿＿＿＿＿＿＿

＿＿＿＿＿＿＿＿＿＿＿＿＿＿＿＿＿＿＿＿＿＿＿＿＿＿＿＿

＿＿＿＿＿＿＿＿＿＿＿＿＿＿＿＿＿＿＿＿＿＿＿＿＿＿＿＿

实验材料与流程：

＿＿＿＿＿＿＿＿＿＿＿＿＿＿＿＿＿＿＿＿＿＿＿＿＿＿＿＿

＿＿＿＿＿＿＿＿＿＿＿＿＿＿＿＿＿＿＿＿＿＿＿＿＿＿＿＿

＿＿＿＿＿＿＿＿＿＿＿＿＿＿＿＿＿＿＿＿＿＿＿＿＿＿＿＿

＿＿＿＿＿＿＿＿＿＿＿＿＿＿＿＿＿＿＿＿＿＿＿＿＿＿＿＿

实验结果：

结果分析：

实验总结：

带教老师（签字）_____

实 验 记 录

姓　　名：＿＿＿＿＿＿＿＿＿＿

小组成员（签字）：＿＿＿＿＿＿＿＿＿＿＿＿＿＿＿＿＿＿

实验日期：＿＿＿＿＿＿年＿＿＿＿＿＿月＿＿＿＿＿＿日

天气与环境：＿＿＿＿＿＿＿＿＿＿＿＿＿＿＿＿＿＿＿＿

实验名称：＿＿＿＿＿＿＿＿＿＿＿＿＿＿＿＿＿＿＿＿＿

实验目的：

＿＿＿＿＿＿＿＿＿＿＿＿＿＿＿＿＿＿＿＿＿＿＿＿＿＿＿＿

＿＿＿＿＿＿＿＿＿＿＿＿＿＿＿＿＿＿＿＿＿＿＿＿＿＿＿＿

实验原理：

＿＿＿＿＿＿＿＿＿＿＿＿＿＿＿＿＿＿＿＿＿＿＿＿＿＿＿＿

＿＿＿＿＿＿＿＿＿＿＿＿＿＿＿＿＿＿＿＿＿＿＿＿＿＿＿＿

＿＿＿＿＿＿＿＿＿＿＿＿＿＿＿＿＿＿＿＿＿＿＿＿＿＿＿＿

实验计划：

＿＿＿＿＿＿＿＿＿＿＿＿＿＿＿＿＿＿＿＿＿＿＿＿＿＿＿＿

＿＿＿＿＿＿＿＿＿＿＿＿＿＿＿＿＿＿＿＿＿＿＿＿＿＿＿＿

＿＿＿＿＿＿＿＿＿＿＿＿＿＿＿＿＿＿＿＿＿＿＿＿＿＿＿＿

实验材料与流程：

＿＿＿＿＿＿＿＿＿＿＿＿＿＿＿＿＿＿＿＿＿＿＿＿＿＿＿＿

＿＿＿＿＿＿＿＿＿＿＿＿＿＿＿＿＿＿＿＿＿＿＿＿＿＿＿＿

＿＿＿＿＿＿＿＿＿＿＿＿＿＿＿＿＿＿＿＿＿＿＿＿＿＿＿＿

＿＿＿＿＿＿＿＿＿＿＿＿＿＿＿＿＿＿＿＿＿＿＿＿＿＿＿＿

实验结果：

结果分析：

实验总结：

带教老师（签字）_____

实 验 记 录

姓　　名：_____

小组成员（签字）：_____

实验日期：_____年_____月_____日

天气与环境：_____

实验名称：_____

实验目的：

_____

_____

实验原理：

_____

_____

_____

实验计划：

_____

_____

_____

实验材料与流程：

_____

_____

_____

_____

实验结果：

结果分析：

实验总结：

带教老师（签字）_____

实 验 记 录

姓　　名：_____

小组成员（签字）：_____

实验日期：_____年_____月_____日

天气与环境：_____

实验名称：_____

实验目的：

_____

_____

实验原理：

_____

_____

_____

实验计划：

_____

_____

_____

实验材料与流程：

_____

_____

_____

_____

_____

实验结果：

结果分析：

实验总结：

带教老师（签字）_____

实 验 记 录

姓　　名：＿＿＿＿＿＿＿＿＿＿

小组成员（签字）：＿＿＿＿＿＿＿＿＿＿＿＿＿＿＿＿＿＿＿＿

实验日期：＿＿＿＿＿＿年＿＿＿＿＿＿月＿＿＿＿＿＿日

天气与环境：＿＿＿＿＿＿＿＿＿＿＿＿＿＿＿＿＿＿＿＿

实验名称：＿＿＿＿＿＿＿＿＿＿＿＿＿＿＿＿＿＿＿＿＿＿

实验目的：

＿＿＿＿＿＿＿＿＿＿＿＿＿＿＿＿＿＿＿＿＿＿＿＿＿＿＿＿＿＿＿＿

＿＿＿＿＿＿＿＿＿＿＿＿＿＿＿＿＿＿＿＿＿＿＿＿＿＿＿＿＿＿＿＿

实验原理：

＿＿＿＿＿＿＿＿＿＿＿＿＿＿＿＿＿＿＿＿＿＿＿＿＿＿＿＿＿＿＿＿

＿＿＿＿＿＿＿＿＿＿＿＿＿＿＿＿＿＿＿＿＿＿＿＿＿＿＿＿＿＿＿＿

实验计划：

＿＿＿＿＿＿＿＿＿＿＿＿＿＿＿＿＿＿＿＿＿＿＿＿＿＿＿＿＿＿＿＿

＿＿＿＿＿＿＿＿＿＿＿＿＿＿＿＿＿＿＿＿＿＿＿＿＿＿＿＿＿＿＿＿

＿＿＿＿＿＿＿＿＿＿＿＿＿＿＿＿＿＿＿＿＿＿＿＿＿＿＿＿＿＿＿＿

实验材料与流程：

＿＿＿＿＿＿＿＿＿＿＿＿＿＿＿＿＿＿＿＿＿＿＿＿＿＿＿＿＿＿＿＿

＿＿＿＿＿＿＿＿＿＿＿＿＿＿＿＿＿＿＿＿＿＿＿＿＿＿＿＿＿＿＿＿

＿＿＿＿＿＿＿＿＿＿＿＿＿＿＿＿＿＿＿＿＿＿＿＿＿＿＿＿＿＿＿＿

＿＿＿＿＿＿＿＿＿＿＿＿＿＿＿＿＿＿＿＿＿＿＿＿＿＿＿＿＿＿＿＿

实验结果：

结果分析：

实验总结：

带教老师（签字）_____

实 验 记 录

姓　　名：＿＿＿＿＿＿＿＿＿＿

小组成员（签字）：＿＿＿＿＿＿＿＿＿＿＿＿＿＿＿＿＿

实验日期：＿＿＿＿＿＿＿年＿＿＿＿＿＿＿月＿＿＿＿＿＿日

天气与环境：＿＿＿＿＿＿＿＿＿＿＿＿＿＿＿＿＿＿＿＿＿

实验名称：＿＿＿＿＿＿＿＿＿＿＿＿＿＿＿＿＿＿＿＿＿＿

实验目的：

＿＿＿＿＿＿＿＿＿＿＿＿＿＿＿＿＿＿＿＿＿＿＿＿＿＿＿＿

＿＿＿＿＿＿＿＿＿＿＿＿＿＿＿＿＿＿＿＿＿＿＿＿＿＿＿＿

实验原理：

＿＿＿＿＿＿＿＿＿＿＿＿＿＿＿＿＿＿＿＿＿＿＿＿＿＿＿＿

＿＿＿＿＿＿＿＿＿＿＿＿＿＿＿＿＿＿＿＿＿＿＿＿＿＿＿＿

＿＿＿＿＿＿＿＿＿＿＿＿＿＿＿＿＿＿＿＿＿＿＿＿＿＿＿＿

实验计划：

＿＿＿＿＿＿＿＿＿＿＿＿＿＿＿＿＿＿＿＿＿＿＿＿＿＿＿＿

＿＿＿＿＿＿＿＿＿＿＿＿＿＿＿＿＿＿＿＿＿＿＿＿＿＿＿＿

＿＿＿＿＿＿＿＿＿＿＿＿＿＿＿＿＿＿＿＿＿＿＿＿＿＿＿＿

实验材料与流程：

＿＿＿＿＿＿＿＿＿＿＿＿＿＿＿＿＿＿＿＿＿＿＿＿＿＿＿＿

＿＿＿＿＿＿＿＿＿＿＿＿＿＿＿＿＿＿＿＿＿＿＿＿＿＿＿＿

＿＿＿＿＿＿＿＿＿＿＿＿＿＿＿＿＿＿＿＿＿＿＿＿＿＿＿＿

＿＿＿＿＿＿＿＿＿＿＿＿＿＿＿＿＿＿＿＿＿＿＿＿＿＿＿＿

实验结果:

结果分析:

实验总结:

带教老师（签字）_____

实 验 记 录

姓　　名：_____

小组成员（签字）：_____

实验日期：_____年_____月_____日

天气与环境：_____

实验名称：_____

实验目的：

_____

_____

实验原理：

_____

_____

_____

实验计划：

_____

_____

_____

实验材料与流程：

_____

_____

_____

_____

_____

实验结果：

结果分析：

实验总结：

带教老师（签字）＿＿＿＿＿＿＿＿＿＿＿＿

实验记录

姓　　名：＿＿＿＿＿＿＿＿＿＿＿

小组成员（签字）：＿＿＿＿＿＿＿＿＿＿＿＿＿＿＿＿＿＿

实验日期：＿＿＿＿＿＿＿年＿＿＿＿＿＿月＿＿＿＿＿＿日

天气与环境：＿＿＿＿＿＿＿＿＿＿＿＿＿＿＿＿＿＿＿＿＿

实验名称：＿＿＿＿＿＿＿＿＿＿＿＿＿＿＿＿＿＿＿＿＿

实验目的：

＿＿＿＿＿＿＿＿＿＿＿＿＿＿＿＿＿＿＿＿＿＿＿＿＿＿＿

＿＿＿＿＿＿＿＿＿＿＿＿＿＿＿＿＿＿＿＿＿＿＿＿＿＿＿

实验原理：

＿＿＿＿＿＿＿＿＿＿＿＿＿＿＿＿＿＿＿＿＿＿＿＿＿＿＿

＿＿＿＿＿＿＿＿＿＿＿＿＿＿＿＿＿＿＿＿＿＿＿＿＿＿＿

＿＿＿＿＿＿＿＿＿＿＿＿＿＿＿＿＿＿＿＿＿＿＿＿＿＿＿

实验计划：

＿＿＿＿＿＿＿＿＿＿＿＿＿＿＿＿＿＿＿＿＿＿＿＿＿＿＿

＿＿＿＿＿＿＿＿＿＿＿＿＿＿＿＿＿＿＿＿＿＿＿＿＿＿＿

＿＿＿＿＿＿＿＿＿＿＿＿＿＿＿＿＿＿＿＿＿＿＿＿＿＿＿

实验材料与流程：

＿＿＿＿＿＿＿＿＿＿＿＿＿＿＿＿＿＿＿＿＿＿＿＿＿＿＿

＿＿＿＿＿＿＿＿＿＿＿＿＿＿＿＿＿＿＿＿＿＿＿＿＿＿＿

＿＿＿＿＿＿＿＿＿＿＿＿＿＿＿＿＿＿＿＿＿＿＿＿＿＿＿

＿＿＿＿＿＿＿＿＿＿＿＿＿＿＿＿＿＿＿＿＿＿＿＿＿＿＿

实验结果：

结果分析：

实验总结：

带教老师（签字）_____

实　验　记　录

姓　　名：_____

小组成员（签字）：_____

实验日期：_____年_____月_____日

天气与环境：_____

实验名称：_____

实验目的：

_____

_____

实验原理：

_____

_____

_____

实验计划：

_____

_____

_____

实验材料与流程：

_____

_____

_____

_____

_____

实验结果：

结果分析：

实验总结：

带教老师（签字）_____

实 验 记 录

姓　　名：＿＿＿＿＿＿＿＿＿＿

小组成员（签字）：＿＿＿＿＿＿＿＿＿＿＿＿＿＿＿＿＿＿

实验日期：＿＿＿＿＿＿年＿＿＿＿＿＿月＿＿＿＿＿＿日

天气与环境：＿＿＿＿＿＿＿＿＿＿＿＿＿＿＿＿＿＿＿＿

实验名称：＿＿＿＿＿＿＿＿＿＿＿＿＿＿＿＿＿＿＿＿＿

实验目的：

＿＿＿＿＿＿＿＿＿＿＿＿＿＿＿＿＿＿＿＿＿＿＿＿＿＿＿＿

＿＿＿＿＿＿＿＿＿＿＿＿＿＿＿＿＿＿＿＿＿＿＿＿＿＿＿＿

实验原理：

＿＿＿＿＿＿＿＿＿＿＿＿＿＿＿＿＿＿＿＿＿＿＿＿＿＿＿＿

＿＿＿＿＿＿＿＿＿＿＿＿＿＿＿＿＿＿＿＿＿＿＿＿＿＿＿＿

＿＿＿＿＿＿＿＿＿＿＿＿＿＿＿＿＿＿＿＿＿＿＿＿＿＿＿＿

实验计划：

＿＿＿＿＿＿＿＿＿＿＿＿＿＿＿＿＿＿＿＿＿＿＿＿＿＿＿＿

＿＿＿＿＿＿＿＿＿＿＿＿＿＿＿＿＿＿＿＿＿＿＿＿＿＿＿＿

＿＿＿＿＿＿＿＿＿＿＿＿＿＿＿＿＿＿＿＿＿＿＿＿＿＿＿＿

实验材料与流程：

＿＿＿＿＿＿＿＿＿＿＿＿＿＿＿＿＿＿＿＿＿＿＿＿＿＿＿＿

＿＿＿＿＿＿＿＿＿＿＿＿＿＿＿＿＿＿＿＿＿＿＿＿＿＿＿＿

＿＿＿＿＿＿＿＿＿＿＿＿＿＿＿＿＿＿＿＿＿＿＿＿＿＿＿＿

＿＿＿＿＿＿＿＿＿＿＿＿＿＿＿＿＿＿＿＿＿＿＿＿＿＿＿＿

实验结果：

结果分析：

实验总结：

带教老师（签字）_____

实 验 记 录

姓　　名：＿＿＿＿＿＿＿＿＿＿＿

小组成员（签字）：＿＿＿＿＿＿＿＿＿＿＿＿＿＿＿＿＿＿＿

实验日期：＿＿＿＿＿＿＿年＿＿＿＿＿＿＿月＿＿＿＿＿＿＿日

天气与环境：＿＿＿＿＿＿＿＿＿＿＿＿＿＿＿＿＿＿＿＿＿＿＿

实验名称：＿＿＿＿＿＿＿＿＿＿＿＿＿＿＿＿＿＿＿＿＿＿＿＿

实验目的：

＿＿＿＿＿＿＿＿＿＿＿＿＿＿＿＿＿＿＿＿＿＿＿＿＿＿＿＿＿＿

＿＿＿＿＿＿＿＿＿＿＿＿＿＿＿＿＿＿＿＿＿＿＿＿＿＿＿＿＿＿

实验原理：

＿＿＿＿＿＿＿＿＿＿＿＿＿＿＿＿＿＿＿＿＿＿＿＿＿＿＿＿＿＿

＿＿＿＿＿＿＿＿＿＿＿＿＿＿＿＿＿＿＿＿＿＿＿＿＿＿＿＿＿＿

实验计划：

＿＿＿＿＿＿＿＿＿＿＿＿＿＿＿＿＿＿＿＿＿＿＿＿＿＿＿＿＿＿

＿＿＿＿＿＿＿＿＿＿＿＿＿＿＿＿＿＿＿＿＿＿＿＿＿＿＿＿＿＿

＿＿＿＿＿＿＿＿＿＿＿＿＿＿＿＿＿＿＿＿＿＿＿＿＿＿＿＿＿＿

实验材料与流程：

＿＿＿＿＿＿＿＿＿＿＿＿＿＿＿＿＿＿＿＿＿＿＿＿＿＿＿＿＿＿

＿＿＿＿＿＿＿＿＿＿＿＿＿＿＿＿＿＿＿＿＿＿＿＿＿＿＿＿＿＿

＿＿＿＿＿＿＿＿＿＿＿＿＿＿＿＿＿＿＿＿＿＿＿＿＿＿＿＿＿＿

＿＿＿＿＿＿＿＿＿＿＿＿＿＿＿＿＿＿＿＿＿＿＿＿＿＿＿＿＿＿

实验结果：

结果分析：

实验总结：

带教老师（签字）_____